Nina Puri

Ü-30-Krankheiten

Der große Ratgeber

Als Letzter erkennen. Als Erster bekommen.

KNAUR TASCHENBUCH VERLAG

Dieses Buch gehört:

Name:

Straße, PLZ, Wohnort

Telefonnummer:

Mobilnummer:

Telefonnummer Büro:

E-Mail-Adresse:

Faxnummer:

Steuernummer:

Bankverbindung:

Kontonummer:

Bankleitzahl:

Girokontonummer:

Kreditkartennummer:

EC-Kartennummer:

Krankenversicherungsnummer:

Zusatz-Krankenversicherungsnummer:

Pflegeversicherungsnummer:

Risikolebensversicherungsnummer:

Haftpflichtversicherungsnummer: ....

Hausratversicherungsnummer: ....

Unfallversicherungsnummer: ....

Glasversicherungsnummer: ....

Riester-Rente-Versicherungsnummer: ....

Rürup-Rente-Versicherungsnummer: ....

Berufsunfähigkeits-Versicherungsnummer: ....

Bausparvertragsnummer: ....

Darlehenskundennummer: ....

Grundeigentümerverband-Mitgliedsnummer: ....

Fitnessclub-Mitgliedsnummer: ....

Personalausweisnummer: ....

Strom-Vertragskontonummer: ....

Gas-Vertragskontonummer: ....

Kfz-Zeichen: ....

Stayfriends-Passwort: ....

Xing-Benutzername: ....

Facebook-Passwort: ....

iTunes-Kennwort: ....

Besuchen Sie uns im Internet:
www.knaur.de

Vollständige Taschenbuchausgabe Juni 2009
Knaur Taschenbuch. Ein Unternehmen der Droemerschen
Verlagsanstalt Th. Knaur Nachf. GmbH & Co. KG, München
Alle Rechte vorbehalten. Das Werk darf – auch teilweise –
nur mit Genehmigung des Verlages wiedergegeben werden.
Umschlaggestaltung: ZERO Werbeagentur, München
Umschlagabbildung: getty images / Anna Pena
Layout und Illustrationen: Dominik Monheim, Hamburg
Satz: Daniela Nikel, Stockdorf
Druck und Bindung: Offizin Andersen Nexö
Leipzig GmbH, Zwenkau
Printed in Germany
ISBN 978-3-426-78249-1

2   4   5   3   1

Für Alex Steudel (43), der darauf beharrt,
dass keine der hier dokumentierten Beschwerden
jemals an ihm beobachtet wurden.

Liebe Leserin, lieber Leser,

viele Menschen sind überrascht, wenn sie das Alter erreichen, in dem ihre eigenen Eltern schon steinalt aussahen.

Wenn das Knie beim Power-Jogging sticht und das Bio-Müsli-Etikett nur auf ein Meter Entfernung entzifferbar ist, fragen sie sich verwundert: Habe ich nicht neulich erst zu »Saturday Night Fever« getanzt? Hab ich nicht gestern erst die Dr.-Sommer-Seite in der *Bravo* verschlungen? Hab ich nicht eben erst mein Abi, meinen Führerschein und meinen ersten Interrail-Urlaub gemacht?

Das ABC der Ü-30-Krankheiten erklärt den Spagat zwischen gefühlter Jugend und amtlich eingetragenem Alter und führt durch die schillernden Lebensjahre zwischen Power-Pilates und Gleitsichtbrille, die von Medizinern liebevoll »Der Krähenfuß des Lebens« genannt wird.

Entdecken Sie Beschwerden von A wie Augenzwinkern über T wie Tanzpein bis zu Z wie Zahn der Zeit. Lachen Sie über die kleinen und großen Unpässlichkeiten des mittleren Alters (Hornhaut, Zahnstein, Nervenzusammenbruch). Staunen Sie über den erdrutschartigen körperlichen Verfall von Ü-30ern. Falls Sie selbst über 30 sind, werden Sie ohnehin schon morgen alles wieder vergessen haben.

Dieses Buch ist eine unschätzbare Quelle für betroffene Ü-30er. Verschenken Sie es zusammen mit einer verstaubten Rotwein-Flasche, auf der »Spitzenjahrgang!!!« steht, einem XXL-Tiegel Antifaltencreme und einer spöttischen Glückwunschkarte, und ernten Sie damit Tränen der Dankbarkeit.

Ihre

Nina Puri

Der Kopf des Ü-30ers ist ein Ozean der Weisheit. Der Ü-30er weiß inzwischen, dass er das ausgeliehene Lieblingsbuch niemals zurückbekommen wird. Dass die Supermarkttüte genau vor der Autotüre reißen wird. Dass Fotokopierer immer auf »200% verkleinern, A5-Papier, 99 Kopien« eingestellt sind. Und dass er die komische Extra-Schraube, die er irgendwann wegwirft, eine Stunde später dringend brauchen wird.

Männliches Ü-30-Gehirn:

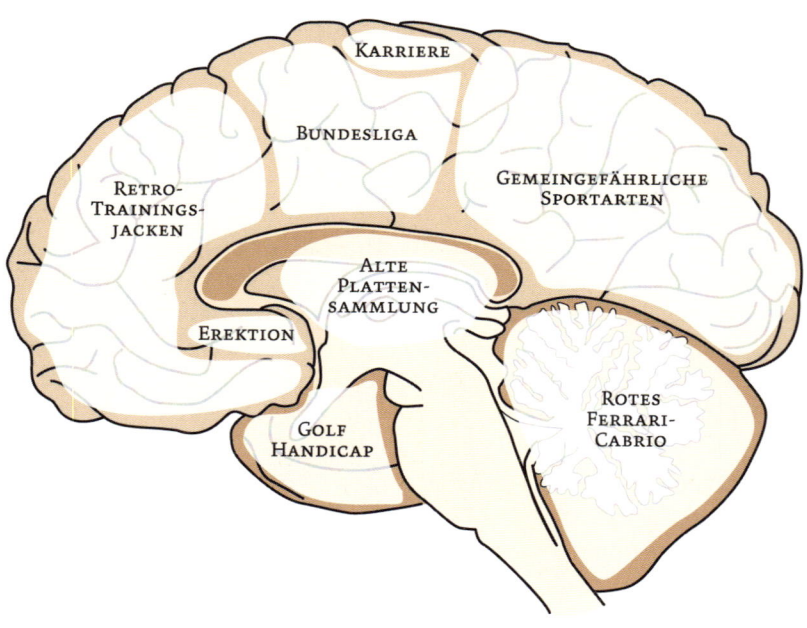

Was er nicht weiß, ist, wie man den DVD-Rekorder ohne Hilfe eines Teenagers bedient, wie Skype geht, warum Hollywoodstars bei 20-Jährigen mehr Chancen haben als 45-jährige Abteilungsleiter mit Bauchansatz, Exfrau und Unterhaltszahlungen und wie man, zum Teufel noch mal, in Würde altern soll.

Weibliches Ü-30-Gehirn:

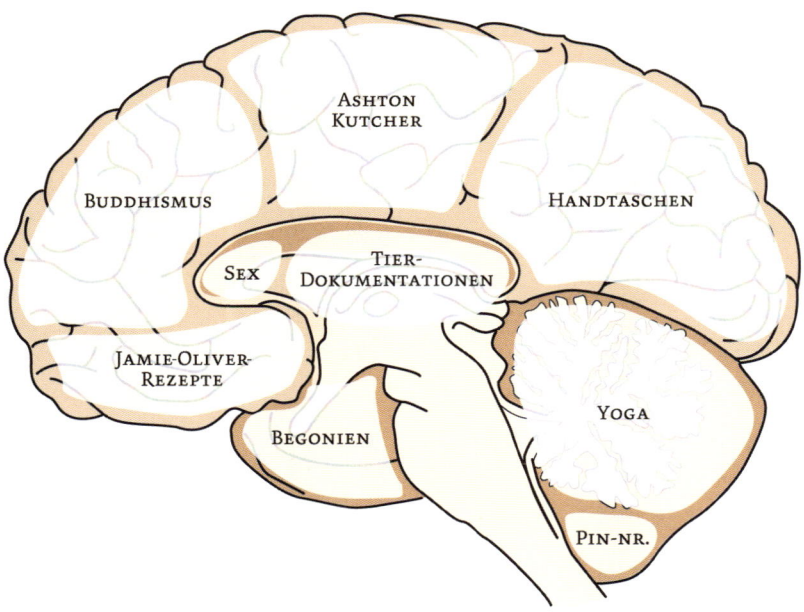

Die Prozessoren des Ü-30-Gehirns zählen zu den erstaunlichsten der Welt und erzeugen beim Denken ein Brummen, das dem eines alten Kühlschranks ähnelt.

Wissenschaftler und Ärzte haben herausgefunden, dass täglicher Sport und gesunde Ernährung den Körper jung halten. Ü-30er haben herausgefunden, dass das zu anstrengend ist, und vertrauen lieber auf die heilende Kraft der alternativen Medizin.

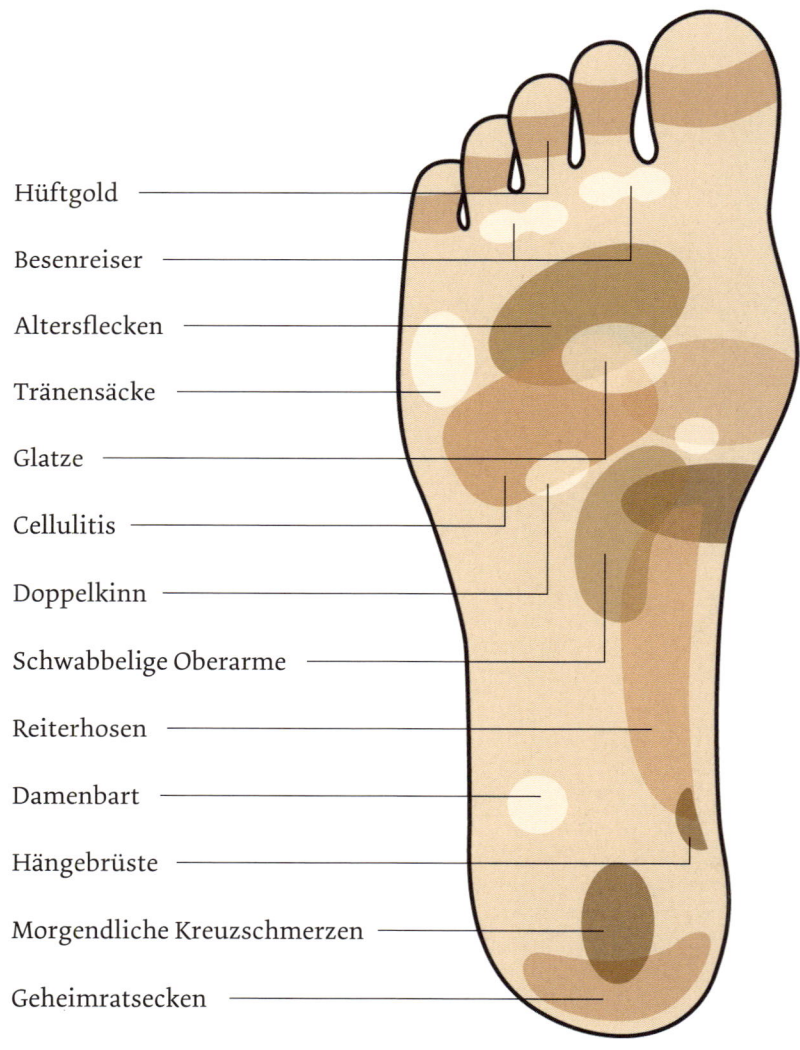

Hüftgold

Besenreiser

Altersflecken

Tränensäcke

Glatze

Cellulitis

Doppelkinn

Schwabbelige Oberarme

Reiterhosen

Damenbart

Hängebrüste

Morgendliche Kreuzschmerzen

Geheimratsecken

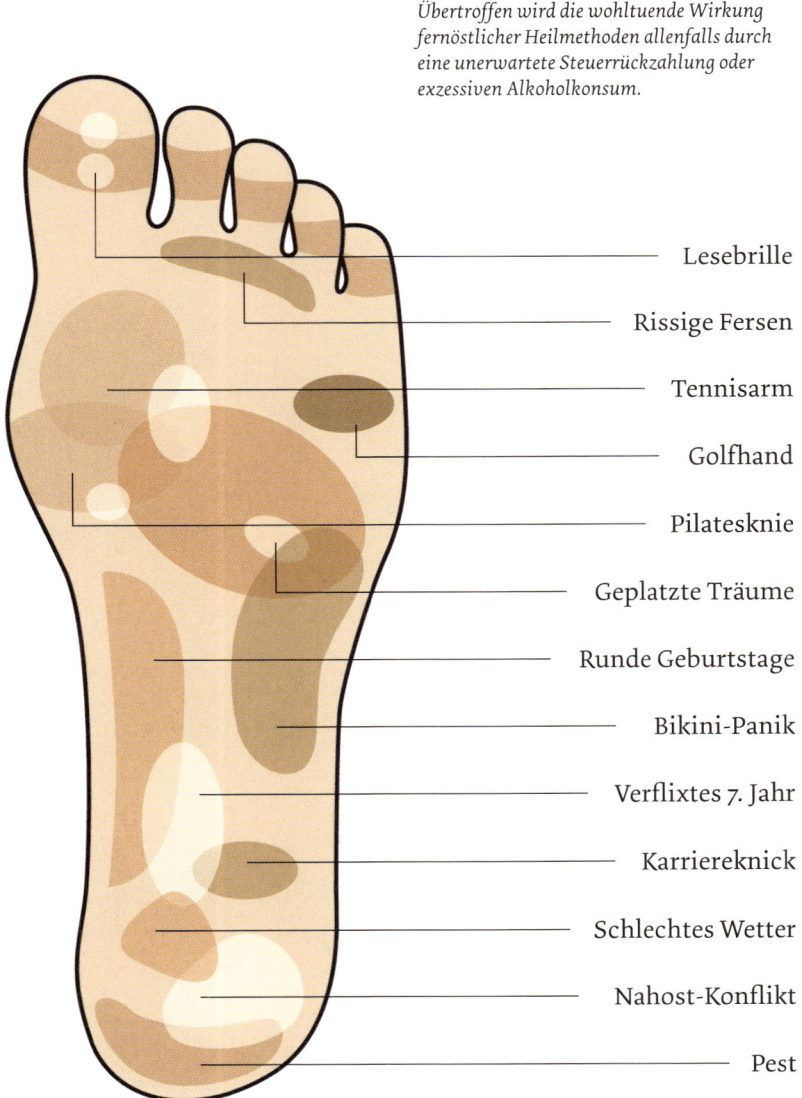

Übertroffen wird die wohltuende Wirkung fernöstlicher Heilmethoden allenfalls durch eine unerwartete Steuerrückzahlung oder exzessiven Alkoholkonsum.

Lesebrille

Rissige Fersen

Tennisarm

Golfhand

Pilatesknie

Geplatzte Träume

Runde Geburtstage

Bikini-Panik

Verflixtes 7. Jahr

Karriereknick

Schlechtes Wetter

Nahost-Konflikt

Pest

Um die 30:

Der Mensch ist jetzt in der Blüte seines Lebens, er hat dichtes Haar und fühlt sich im Vollbesitz seiner Kräfte. Männer können jetzt im Sitzen urinieren und Zahnpastatuben zudrehen. Frauen sehen sich nun in der Lage, 1,3 Kinder in die Welt zu setzen. Vermeintliche Freunde schenken T-Shirts mit dem Aufdruck »Ich bin 30, bitte helfen Sie mir über die Straße«.

Um die 40:

Männern fällt jetzt auf, dass ihre Partnerinnen schon um die 40 sind. Im Internet und in Szenelokalen suchen sie die Nähe zu 20-Jährigen und nehmen Kontakt zu ihnen auf (»Ganz schön laut hier, oder?«, »Wie heißt das Lied: Electro Luv Trance Chick Chill?«). Frauen suchen die Nähe von Grünpflanzen, Bio-Lebensmitteln und fernöstlichen Religionen. Jüngere Menschen gehen jetzt achtungsvoll zum »Sie« über.

Um die 50:

Männer haben jetzt die Führerschein-Klasse A. Frauen haben Doppel-nachnamen und machen eine Umschulung zur Yogatherapeutin. Schulkinder und Schwangere machen jetzt den Platz im Bus frei.

Um die 60:

Beginn der Nordic-Walking-Phase.

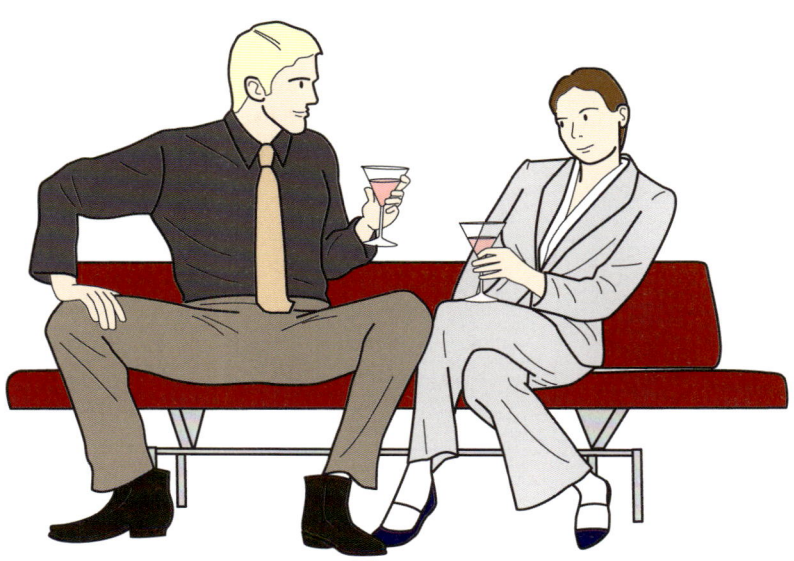

*Was dem Ü-30er an Jugendlichkeit und Schönheit fehlt,
macht er mit blöden Anmachen mehr als wett.*

Die Erkrankungen der Ü-30er

Um zu erkennen, was Menschen über 30 fehlt, ist es notwendig, Menschen über 30 zu erkennen. Dies ist in der Regel nur mit medizinisch geschultem Auge möglich.

Die Informationen im folgenden Kapitel werden Ihnen bei der Diagnose und Behandlung erkrankter Ü-30er helfen.

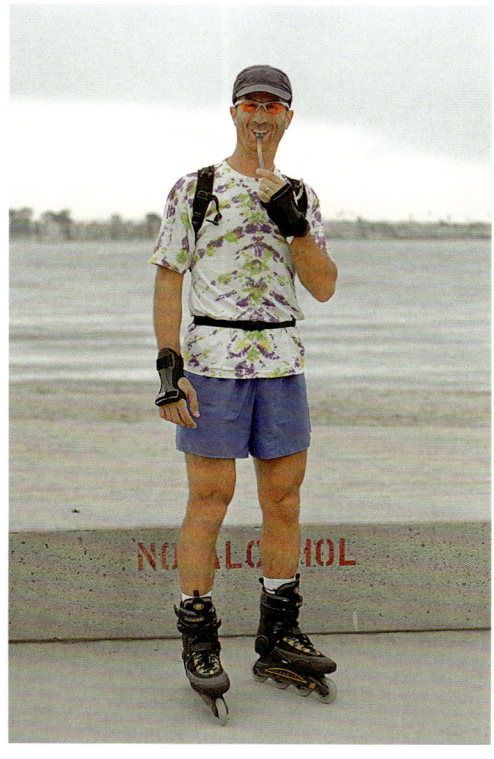

Nur Details (Dreitagebart) lassen erahnen, dass es sich bei diesem herumlungernden Schulkind um einen Ü-30er handelt.

Absturz | *fachlat.: fsDSIntErr*

Beschreibung:
Nicht-Kompatibilität von alterndem Menschen und moderner Computertechnik

Auslöser:
Beim Versuch, eine MP3 herunterzuladen, eine Bilddatei zu öffnen oder einen Brief zu tippen, tritt der unbekannte Fehler 127 fsDSIntErr auf.

Erste Reaktion:
Der Ü-30er drückt auf die Escape-Taste.

Folge:
Keine

Zweite Reaktion:
Der Ü-30er drückt auf die Enter-Taste.

Folge:
Keine

Dritte Reaktion:
Ratlosigkeit

Weiterer Verlauf:
Der Ü-30er ruft den technischen Support an, kreist drei Stunden in der Warteschleife und gerät dann an einen Germanistik-Studenten, der ihn desinteressiert um Angabe von Nachname, Kundennummer, Benutzer-ID, Passwort, Vertragsnummer, Codenamen, Kennwort, Zugangsdaten, Betriebssystem und Online-Provider bittet.

Der Ü-30er muss passen und verbringt die nächsten Stunden damit, herauszufinden, wer sein Online-Provider ist, was ein Online-Provider ist, wo seine Zugangsdaten zu finden sind und wie er heißt.

Bewaffnet mit den nun gefundenen Informationen, ruft der Ü-30er am nächsten Tag erneut beim technischen Support an und gerät diesmal schon nach wenigen Stunden an einen Heilpraktiker, der erklärt, Passwörter und Kennwörter seien unnötig, man müsse nur prüfen, ob Buchse A65s mit Adapter Txg5d verbunden sei.

Der Ü-30er verbringt die nächsten Tage auf allen vieren unterm Schreibtisch, wo er sich Schürfwunden an Ellbogen und Knien zuzieht und vereinzelte Wollmäuse und D-Mark-Münzen, aber weder Buchse A65s noch Adapter Txg5d findet.

Beim nächsten Kontaktieren des technischen Supports wird der Ü-30er von einer Tierpflegerin darüber in Kenntnis gesetzt, dass nicht der technische Support, sondern der Internet-Support für sein Problem zuständig sei.

Folge:
Das Betriebssystem des mittlerweile schäumenden, tobenden und feuerspeienden Ü-30ers bricht zusammen.

Spätfolge:
Der Ü-30er bestellt einen Computer-Supporter (mit abgebrochener Schauspieler-Ausbildung), der nach Käsebrötchen riecht, auf »Neustart« klickt, den Ü-30er davon in Kenntnis setzt, dass alle Dateien weg sind, und dafür 89,- Euro plus Anfahrt und Mehrwertsteuer nimmt.

Alptrauma | *lat.: löschen impossible*

Beschreibung:
Nächtliches Revue-passieren-Lassen der letzten 30, 40 oder 50 Lebensjahre

Klassisches Symptom:
Der Ü-30er träumt, dass er die gymnasiale Oberstufe mit zu wenig Punkten beendet hat – und folglich seine ganze Karriere auf falschen Voraussetzungen beruht und aberkannt wird.

Spezifische Symptome:
- Der Ü-30er träumt, dass er als Erstklässler auf den Busen der Sachkundelehrerin geschielt hat – und folglich seine Ehe auf falschen Voraussetzungen beruht und annulliert wird.

- Der Ü-30er träumt, dass er im Kindergarten ein Matchbox-Auto geklaut hat – und folglich der verbeulte Toyota Corolla auf falschen Voraussetzungen beruht und eingezogen wird.

- Der Ü-30er träumt, dass er im Kleinkindalter sein Puppenhaus demoliert hat – und folglich die 3-Zimmer-Wohnung ohne Balkon auf falschen Voraussetzungen beruht und ausgetauscht wird.

- Der Ü-30er träumt, dass er seinen Teddy aus dem Laufstall geschmissen hat – und folglich seine pubertierenden Kinder und der haarende Köter auf falschen Voraussetzungen beruhen und aberkannt werden.

Folgen:
Der Ü-30er wacht auf, stellt fest, dass alles nur ein Traum war, und bekommt daraufhin Panik und Schweißanfälle.

Altersflecken | *lat.: costa del solingen*

Beschreibung:
Kleine bis mittelgroße Fleckchen Erde, die Ü-30er kaufen, um sie später als Alterssitz zu nutzen

Auftreten:
An Regionen in mediterranen Ländern, die der Sonne ausgesetzt sind, wie Mallorca, Ibiza, Südspanien, Provence, Toscana

Erscheinungsform:
Winterresidenzen, Gemeinschafts-Fincas, Ferienhäuschen, Ferienwohnungen

Begünstigende Faktoren:
- »Mein neues Leben« (kabel eins)
- »Deutschland ade« (arte)
- »Goodbye Deutschland. Die Auswanderer« (VOX)
- »Der Rentenbescheid« (Gesetzliche Rentenversicherungsträger)

Verlauf:
Altersflecken sind meist gutartig, führen jedoch zu peinlichen Urlaubsshorts und Flipflops sowie lautstarken Protesten, wenn es im Supermercado keine probiotische Buttermilch gibt.

Komplikationen:
No hablo español.

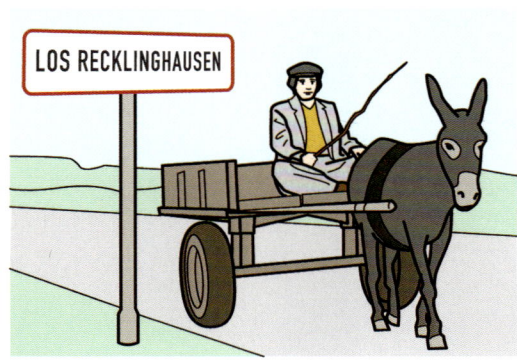

Altersflecken können sich auf die Größe von ganz Mallorca ausbreiten.

LOS RECKLINGHAUSEN

Augenzwinkern | *lat.: »knick knack«*

Beschreibung:

Unheilvoller Drang von Ü-30ern, jeder erdenklichen Lebenslage mit Ironie und Altherrenwitz zu begegnen

Mögliche Ausdrucksformen:

- Der Ü-30er untermalt bösartige Anschuldigungen mit lustigen, pantomimisch in die Luft gemalten »Tüddelchen« und hochgezogenen Augenbrauen: Ich hab den Nolting gestern in der Sauna getroffen. Mit seiner »Kusine«.
- Der Ü-30er garniert heikle oder peinliche Botschaften mit einem heiteren Nachsatz in schlecht imitierter Mundart: »Martin, das Kind ist nicht von dir. Gell, da glotsch?« »Das ist ein Banküberfall, det issn Ding, wa?«
- Der Ü-30er kleidet mittelschwere Entrüstung in lustig gedehnte und intonierte Worte: »Ich mein, halloooooo? – ist das Ihr Auto auf meinem Hund?«, »Ich hab nur noch drei Monate zu leben? Ja neeee, is klar!«
- Der Ü-30er verleiht banalen und glanzlosen Alltagssituationen eine spritzige Note durch ulkige Wortkreationen wie: »Hallöchen, Popöchen!« »Tschüssikowski – bis danniwannski« und »Zum Bleistift«.
- Der Ü-30er überbrückt dröge Wartezeiten mit pfiffigen Kommentaren: »Das Kräuter-Wildschwein müssen sie wohl erst noch fangen, haha!«, »Na, den 103er-Bus müssen sie wohl erst noch zusammenbauen«.«

Wirkung:

Zum Schießen

Reaktion:

Augenrollen und Fußnägelaufrollen bei allen Menschen unter 30

Ausgepowertheit | *lat.: powerpoint of no return*

Beschreibung:
Quälende Berieselung von Ü-30ern mit Powerpoint

Auftreten:
Bei jeder Präsentation, jedem Vortrag, jeder Versammlung

Immergleiche Symptome:
- Buchstaben und Zahlen in 20 Punkt, fünf verschiedene Schrifttypen, kreiselnde Logos und rotierende Cliparts steigen vor den Augen der Betrachter auf.
- Visionen von Boxern, Leuchttürmen, Raketenstarts und Sonnenaufgängen blenden ineinander über.
- Dynamische Motivations-Motti, Präsentationsgags und launige Soundeffekte klingeln in den Ohren.
- Während der Vortragende sich brav vorlesend von Folie zu Folie und von Bulletpoint zu Bulletpoint hangelt, vermischen sich Diagramme, Pyramiden und Tabellen zum unverdaulichen Informationsbrei.

Absehbarer Verlauf:
Ist-Zustand, Soll-Zustand, erforderliche Maßnahmen, nächste Schritte

Einzige aufbauende Maßnahmen:
0,2l- Mineralwasserflaschen und Konferenzkekse

Folgen:
Geistige Vernebelung, tödliche Langeweile, Augenkrebs

Spätfolge:
Einschläferung

Bandschreibenvorfall | *lat.: mein krampf*

Beschreibung:
Erscheinung bei Ü-30ern, die sich dazu berufen fühlen, ihr Leben schriftstellerisch zu verarbeiten – ja, die geradezu Bände über all das schreiben könnten, was sie bisher erlebt haben

Komplikation:
Die Highlights des Lebens passen auf eine 55-Cent-Briefmarke.

Mögliche Erscheinungen:
- Kerstins unglaubliche Abenteuer im Kindergarten
- Mein Fernsehsofa, mein Leben – Boris berichtet
- Das Tischtennisturnier, das Ralfs Leben änderte
- Gabis Bandscheiben. Ein Schicksalsbericht
- Sabine ist dann mal weg. Sylt 1998, 2001, 2003, 2008
- Tobias' Einblick in die faszinierende Welt von Xing
- Bettina und der verfluchte Hausumbau
- Nikolaus' Kater des Jahrhunderts
- Ninas Ex-Beziehung. 10-bändige Litanei
- 100 witzige Anekdoten von Melanies Dienstags-Stammtisch
- Tina und der grausame Einkommensteuerbescheid 08
- Die 80er. Carsten weiß es noch, als wär' es heute
- Holger und die verhauene Powerpoint-Präsentation
- Stephanie und der Endlosbesuch der Schwiegermutter

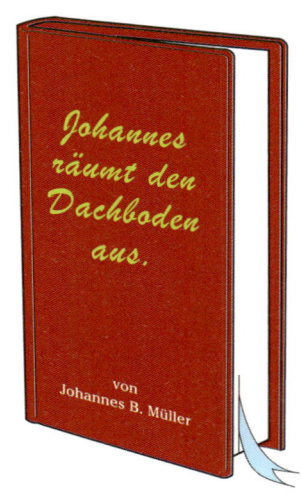

Die Erscheinungen des Bandschreibenvorfalls sind oft sofort vergriffen. Bisweilen werden für Verwandte sogar weitere Exemplare nachgedruckt.

Johannes räumt den Dachboden aus.

von Johannes B. Müller

Bedeutungsschwangerschaft | *lat.: omen*

Beschreibung:
Der Ü-30er deutet zunehmend Zeichen, die er früher ignoriert hätte.

Mögliche Deutungen:
- Schwarze Katze von links: Aufstehen, Futternapf auffüllen!
- Rotes Auto von rechts: Du bist am Unfall schuld
- Dunkle Wolke am Horizont: Mit Grillen ist's Essig
- Vierblättriges Kleeblatt: Unkraut zupfen!
- Schornsteinfeger an der Haustüre: 63,90 €
- Unter Leiter durchgehen: Mietminderung wg. Baustelle beantragen
- Hufeisen im Briefkasten: Wahrscheinlich eine lustige Werbe-Promotion von Görtz!
- Zerbrochener Spiegel: Schau dich an, dann weißt du, warum
- Schwarzer Computerbildschirm: Du wirst viel Geld bei dem Kauf eines neuen Computers verlieren
- Freitag, der Dreizehnte: Du hast gestern den Hochzeitstag vergessen
- Pferdefuß: Das Grönemeyer-Konzert ist ausverkauft
- Der schiefe Blick: Es ist eine sehr schlechte Idee, in deinem Alter einen Minirock zu tragen
- Lippenstift auf dem Hemdkragen: Eine Beziehungsdiskussion bahnt sich an
- Bananenschale auf dem Boden: Vorsicht, lustig
- Damoklesschwert über dem Kopf: Jetzt ist alles zu spät

Begriffs-Verrenkung | *lat.: logo pogo*

Beschreibung:

Schmerzliches Winden, Herumlavieren und Herumdrucksen politisch korrekt erzogener Ü-30er, die um die einfachsten Begriffe einen wahren Veitstanz aufführen.

Folge:

Der Begriff schwillt zu einem riesigen Begriffs-Ungetüm an.

Mögliche Auswüchse:

Ausländer: Mitbürger mit Migrations-Hintergrund
Dicker: Mitbürger mit Expansions-Hintergrund
Mutter: Mitbürger mit Kopulations-Hintergrund
Wichser: Mitbürger mit Masturbations-Hintergrund
Makler: Mitbürger mit Kautions-Hintergrund
Ossi: Mitbürger mit Annexions-Hintergrund
Trinker: Mitbürger mit Degustations-Hintergrund
Frau: Mitbürger mit Beziehungsdiskussions-Hintergrund
Schwuler: Mitbürger mit Innendekorations-Hintergrund
Klofrau: Mitbürger mit Kanalisations-Hintergrund
Teenager: Mitbürger mit Hormon-Hintergrund
Toter: Mitbürger mit Obduktions-Hintergrund

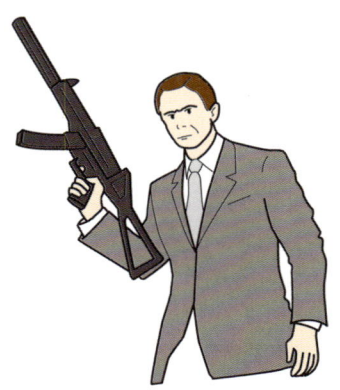

Obacht:

Besonders angeschwollene Begriffe können zu Maulsperre, Kieferbruch und Schäden im Rachenraum führen.

Mitbürger mit Explosions-Hintergrund

Besserverdiener-Komplex | *lat.: horror hartz*

Beschreibung:
Peinliches Gefühl bei der Konfrontation mit Schlechterverdienern

Mögliche Symptome:
- Während die Putzfrau durchs picobello voraufgeräumte und vorgesaugte Wohnzimmer feudelt, sitzt die Ü-30erin mit schlechtem Gewissen, gespanntem Rücken und flachem Atem am Schreibtisch, einerseits im Versuch, unerhört beschäftigt auszusehen, und andererseits stets zum Sprung bereit, falls es Irina an irgendetwas (Kaffee, Tee, Gebäck, Gespräch, Putzhilfe) mangeln sollte.
- Unter den Blicken des Fensterputzers verfällt die Ü-30erin in fieberhafte Aktivitäten wie Sockenstopfen, Silberputzen, Bildergeraderücken oder Skistiefelpolieren. Der sinnlose Arbeitsanfall klingt schlagartig ab, nachdem der Fensterputzer sich zum nächsten Stockwerk abgeseilt hat.
- Am Supermarktausgang versucht die Ü-30erin gleichzeitig, ihre zehn zum Bersten gefüllten Einkaufstüten abzustellen, den Autoschlüssel zwischen die Zähne zu klemmen, nach dem Portemonnaie zu fischen, dem zotteligen Stadtmagazinverkäufer mit kumpelhaftem Lächeln zwei Euro zu geben, die davonkullernden Pampelmusen zu stoppen und den runtergefallenen Joghurt wegzuwischen.
- Als mitten in der Hightech-Reinigungs-Schleuse von Mr. Wash unerwarteterweise ein Angestellter aus Fleisch und Blut die Windschutzscheibe von Hand bohnert, sinkt der peinlich berührte Ü-30er tief in den Fahrersitz seines Audi A8, inständig hoffend, dass er sich in Luft auflösen oder zumindest mit dem Muster des Sitzbezugs verschmelzen möge, bis das Fahrzeug endlich zur Bürstenstation weiterbefördert wird.

Soforheilung:
Wenn der Ü-30er noch Staubflocken unterm Sofa / Schlieren am Fenster / eine Bierflasche neben dem Obdachlosen / Schmutzreste auf dem Autolack entdeckt, geht der Besserverdiener-Komplex schlagartig in Kopfschütteln und Empörung über.

Bildwuchs | *lat.: mount foreverest*

Beschreibung:
Unkontrollierbar wuchernde Haufen noch nicht im Album eingeklebter Familienfotos

Wahnhafte Vorstellungen:
- Unvergessliche Augenblicke wie die Hochzeit, das erste Lächeln des Kindes oder das Weihnachtsfest, an dem Onkel Kris betrunken in den Tannenbaum pinkelte, sind in eigens gestaltete Design-Alben eingeklebt, mit humorvollen, handschriftlichen Kommentaren in goldener Schönschrift und mit liebevoll aufbewahrten Erinnerungsstücken wie Tischkärtchen, Haarlöckchen oder Glühwein-Etikett versehen.
- Die Alben stehen säuberlich aufgereiht und sowohl chronologisch als auch thematisch geordnet im Buchregal, damit man sie auf Stichwort herausziehen und den Bekanntenkreis damit zu Tode langweilen kann.

Schmerzliche Wirklichkeit:
Ein monströser Pappkarton voll querbeet reingeschmissener und zerknickter Fotos irgendwo unter der Kellertreppe

Einzige vage Chance:
Ein total verregneter Samstagnachmittag, an dem Kinder, Partner, Tiere und Pflanzen aus dem Haus sind, die Steuer erledigt ist und es im ganzen Haus nichts zu spülen, waschen, bügeln, kochen, staubsaugen, bohnern, schrubben, wienern oder dübeln gibt und der Fernseher explodiert ist

Heilung:
- CD ROM
- CD PARIS
- CD BALLERMANN

Billigreisekrankheit | *lat.: easy jet set*

Beschreibung:
Ü-30er, die fortwährend bis ans Ende der Welt und zurück fliegen

Ursache:
Bangkok 59 € / Pnang Pnong 69 € / Taka-Tuka-Land 79 €

Verlauf:
Über Frankfurt

Mitgebrachte Symptome:
- Seltsame Holzfiguren, welche die Wände des Ü-30ers pflastern, beweisen, dass er in einem Land war, das so wunderbar heruntergewirtschaftet und unverfälscht ist, dass einem ein Eingeborenenstamm, Guerillakrieger oder die Untergrundmiliz bei der ersten falschen Bemerkung den Schädel spalten.
- Kleine Häufchen von Schekel, Baht oder Colonnes, die inzwischen den Wert von Glasperlen haben. Der Ü-30er wird sie in seinem ganzen Leben nicht mehr ausgeben können, traut sich aber trotzdem nicht, sie wegzuwerfen.
- Bunte Kaftans, Saris und Sarongs, die dem Ü-30er schon im Ursprungsland nicht standen (was ihm der einheimische Schneider aus naheliegenden Gründen nicht verraten hat), jetzt aber völlig unmöglich an ihm aussehen.
- Kleinere Begleiterkrankungen wie: Cholera, Gelbfieber, Hepatitis, Tetanus, Tollwut, Typhus, Malaria, Meningitis, Diphtherie, Masern, Mumps, Röteln, Windpocken, mysteriöse Lebensmittelvergiftungen, exotische Vogelgrippe-Viren und der Wissenschaft unbekannte Parasiten.

Folge:
Absonderung von Kerosin und, schlimmer noch, Urlaubsanekdoten

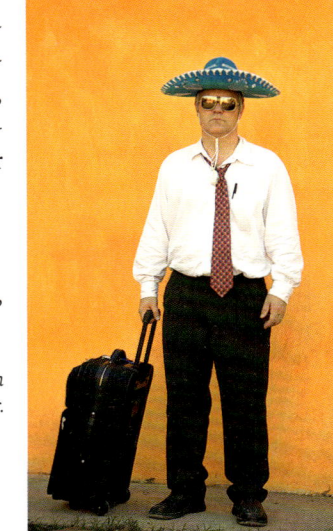

Fortgeschrittene Billigreisekrankheit erkennt man an der Größe von Hutkrempe und Rollkoffer.

Bio-Schwindel | *lat.: vertigo muesli*

Beschreibung:
Benommenheit beim Versuch, das ökologische Gleichgewicht zu wahren

Mögliche Symptome:
- Grüne Punkte und Siegel vor den Augen
- Orientierungslosigkeit
- Verwirrtheitszustände

Folgen:
- Der Ü-30er kauft wohlmeinend BIO-Bananen, die in 50 Schichten Cellophan eingewickelt sind.
- Der Ü-30er trägt frohgemut Fairtrade-Jeans, die mehr Flugmeilen zurückgelegt haben als die Bundeskanzlerin.
- Der Ü-30er blättert für eine Flasche Saft von der Streuobstwiese und zwei Karotten heldenhaft 20 Euro hin.
- Der Ü-30er trinkt tapfer BIO-Kaffee, der nicht nur nach dem Genuss als Dünger verwertet werden kann, sondern schon vorher.

Absehbare Folge:
Der Ü-30er stellt fest, dass er ohne ein Studium in Ökotrophologie, Ökologie, Lebensmittelchemie, Mikrobiologie, Umwelttechnologie und Agrarwissenschaft absolut verloren ist.

Nachhaltige Folge:
Lohass

Wiedergutmachung:

Einen Baum pflanzen, ein CO_2-Konto eröffnen, einen Thunfisch streicheln

Bodybildung | *lat.: fit for no fun*

Beschreibung:

Ü-30er, die aus jeder Bewegung eine Wissenschaft machen, für die man spezielle Funktionswäsche, spezielle Literatur und spezielle Nahrung braucht

Mögliche Symptome:

- Reichte früher ein sonntäglicher Waldlauf auf platten Sohlen, um den Körper in Form zu halten, muss der Ü-30er heute täglich Puls messen, Gewicht checken und hypotonische Elektrolyte einnehmen, bevor er auf seinen atmungsaktiven, luftgefederten 3-Unit Air Max Structure Triax individuelle OwnCal-Trainungsläufe für den Marathon macht.
- Durften Ü30er früher einen normalen Bauch mit Haaren haben und mussten Ü-30erinnen sich noch nicht in Kleidergröße 36 quetschen, sorgen heute BodyPump, PowerStep und Complete Deep Sweat Workout dafür, dass auch die letzten Muskeln sich zu Sixpacks, Bodybuilder-Bizeps und Pomuskeln aus Stahl zusammenballen.
- Wurde früher gegessen, was auf den Tisch kommt, rechnet der körperbewusste Ü-30er heute selbst das Frühstücks-Müsli nach den neuesten Erkenntnissen von Dr. Strunz & Co in Weight-Watcher-Punkte, Aminosäuren, Eiweißanteile und Nährwerte um.

Achtung, Sportsfreund:

Niemals bewegen, ohne vorher Rat von Orthopäden, Psychologen, Ernährungsexperten, Fitness-Coachs, Sportärzten, Personal Trainern, Osteopathen, Ökotrophologen und Jogging-Bestseller-Autoren einzuholen!

Body-Fett-Index | *lat.: kilo gram*

Beschreibung:
Formel zur wissenschaftlichen Erfassung der Schokoriegel, Käsegnocchi und Sahnetorten, die man sich in den letzten Jahrzehnten an die Hüfte genagelt hat

Errechnungs-Formel:
Gewicht: Körpergröße^2 = BFI

Mögliche Diagnosen:
a) Sie leiden an Anorexie und treiben jugendliche Nacheiferer in den Diät-Tod.
b) Sie sind ein Blauwal und belasten die Krankenkassen jährlich mit 70 Millionen Euro.

Weitere wichtige Formeln:
- Leg-Cellulite-Index (Beinlänge^2 x Blumenkohl)
- Face-Runzel-Index (Spiegelbild^2 x Death Valley)
- Brust-Hänge-Index (Körbchengröße^2 x Stalaktiten)
- iPod-Oldieschmalz-Index (Playlist^2 x Lionel Ritchie)
- Scalp-Haar-Index (Kopfhaut^2 x Nacktmull)
- Belly-Bier-Index (Blauwal^2 x Astra)
- Brain-Zellen-Index (vergessene PIN-Nummern^2 x verlorene Autoschlüssel)

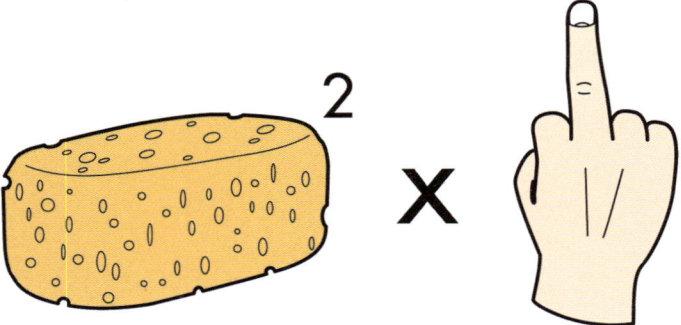

Behandlungstipp: Der Schwamm-Drüber-Index

Börlin-Mitte-Syndrom | *lat.: individualidenstraße*

Beschreibung:

Drang trendiger Ü-30er, ihrer ganz individuellen, unverwechselbaren, autonomen, unabhängigen, ausgeflippten, jung gebliebenen Persönlichkeit Ausdruck zu verleihen

Identische Symptome:

Streetwear Baggy Jeans, Hoodies, Converse Chucks, Adidas Samba Sneakers, Retro-Trainingsjacke, Nicki-Kapuzenpulli, Freitag-Tasche, Pre-torn Jeans, Riesensonnenbrille, Vintage Lederjacke, Besiebdruckte Abercrombie & Fitch T-Shirts, American Apparel Schal, Cargohosen, Maegde&Knechte-T-Shirt, Palästinensertuch, verschnittene Pony-Frisur, Grungebärtchen, Knöchel-Tattoos, Volvo Kombi, weißer MacBook, mit dem sie ihre Blog-Texte und Indiepop-Bands ins Netz stellen

Verlauf:

Wie ein Ei dem anderen

Komplikationen:

Dito

Behandlung:

0815

Böse Zunge | *lat.: male fiz*

Beschreibung:
Zunehmende Boshaftigkeit beim Herziehen über alle Lebensformen, die nicht mit am Tisch sitzen

Mögliche Symptome:
- Mit dem harmlosen Satz »War doch ganz nett, oder?« leitet die Gastgeberin beim Spülmaschineeinräumen ein Gespräch ein, in dessen Verlauf jeder einzelne Gast der vorhergegangenen Dinnerparty in seine Einzelatome zerlegt, analysiert und vernichtet wird.
- Aus dem mitfühlenden Von-Frau-zu-Frau-Gespräch über eine bemitleidenswerte Bekannte mit schlimmer Krankheit, untreuem Ehemann und beruflichem Misserfolg wird nach knappem, gemeinsamem Bedauern eine ausufernde Detailstudie über deren ausladenden Hintern, beschissene Frisur und vergeigte Brustvergrößerung.
- Beim Afterwork-Cocktail loben die Kollegen überschwenglich die Arbeit des neuen Kollegen, um dann einzuschränken, dass dieser die Arbeit natürlich nicht ohne Hilfe verrichtet habe, ja, genau genommen ziemlich wenig auf dessen eigenem Mist gewachsen sei, ja, bei Licht besehen gar nicht klar sei, was dieser den ganzen Tag so mache, und er eigentlich eine völlige Fehlbesetzung sei, der sein Diplom bestimmt im Lotto gewonnen habe und es kein Wunder sei, dass das Gerücht kursiere, er habe früher als Stripper in einer billigen Schwulenbar seine Brötchen verdient. Ach, das wussten Sie noch gar nicht?

Mögliche Ausdrucksformen:
- »Der Ralf hatte hübsche Schuhe an. Komisch eigentlich, das mit seinem Alkoholproblem.«
- »Die arme Hedwig ist ja nach dem Tod von Peter ganz alleine mit den zwölf Kindern. Obwohl, die hat aber auch einen fetten Arsch!«
- »Der Berni ist ja supernett und so witzig. Denkt man gar nicht, dass der ein Massenmörder ist.«

Was kann ich tun?
Einfach niemals den Tisch verlassen

Briefbeschwerden | *lat.: monte correo*

Beschreibung:
Zunehmende Überschwemmung mit Postsendungen

Mögliche Erscheinungsformen:
Klempner-Rechnung, Bankauszug, Telekom-Abrechnung, Schorn-steinfeger-Termin, Globetrotter-Katalog, IKEA Katalog, Finanzamt-Mitteilung, Darlehenszinsbescheinigung, Vernissage-Einladung, GEZ-Bescheid, Joey's Pizza Speisekarte, Darmspiegelungs-Befund, Lufthansa Magazin Abo, Einladung zur Eigentümer-Versammlung, Strennesse Sale Ankündigung, Minimal Streichpreise-Flyer, Aufforde-rung zur HU/AU, 3. Mahnung vom Zahnarzt, Terminerinnerung Botox-Auffrischung, UNICEF-Kalender

Mögliche Symptome:
- Versäumt der Ü-30er mehr als einen Tag, den Briefkasten zu leeren, kommt es umgehend zu dramatischer Verstopfung und Entleerungs-schwierigkeiten.
- Erledigt der Ü-30er die Post nicht sofort, bilden sich bösartige Folge-briefe, die sich vom Schreibtisch aus über Wohnung und Treppen-haus bis auf die Straße ausbreiten.
- Heftet der Ü-30er erledigte Post nicht sofort in einen Leitz-Ordner, geht sie für immer verloren und sorgt dafür, dass der Ü-30er bei der nächsten Steuerprüfung mangels Belegen vors Strafgericht muss, den Prozess verliert, ins Gefängnis kommt, gepfändet wird, des Lan-des verwiesen wird und den Rest seines Lebens bei Trockenbrot und Yakmilch in einem sibirischen Vorort fristen muss.

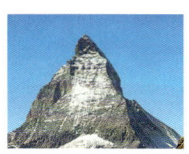
Matterhorn

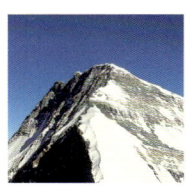
Montblanc

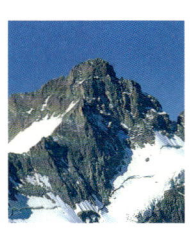
Mount Everest

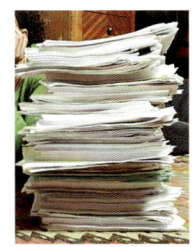
Brief-Berg

Chronische Empfängnis | *lat.: tele phonie*

Beschreibung:
Erreichbarkeitswahn von Ü-30ern

Ursache:
Der Wunsch nach Freiheit und Unabhängigkeit

Begleiterscheinungen:
iPhone 1, iPhone 2, Blackberry, Handy, Computer, WLAN

Folgen werktags, feiertags und in den Ferien von 0-24 Uhr:
Check. Rrring. Bzzz. Check. Check. Check. Check. Biep. Biep. Check. Rrrrring. Bzzzz-Bzzzz. Check. Biep. Biep. Check. Check. Biep. Rrriiingg. Check. Check. Check. Check. Check. Check. Check. Check. Check. Biep. Biep. Biep. Biep. Check. Check. Rrrring. Check. Check. Bzzzzz. Check. Check. Check. Check. Biep. Check. Check. Check. Biep. Biep. Check. Check. Check. Check. Bzzzzz. Bzzzzz. Check. Check. Check. Rrriiiing. Check. Check. Check. Check. Check. Rrring. Biep. Biep. Check. Check. Biep. Biep. Check. Check. Check. Check. Biep. Biep. Bzzzzz. Check. Check. Biep. Biep. Check. Check. Check. Bzzzzz. Bzzzz. Check. Check. Check. Check. Bzzzzz. Check. Check. Check. Bzzzzz. Check. Check. Check. Check. Rrrring. Biep. Check. Check. Biep. Check. Check. Check. Check. Biep. Biep.

Einzige Chancen:
- Akku leer
- Aufenthalt im Regenwald

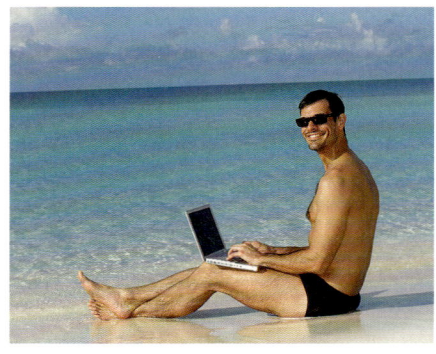

Diesem chronisch empfänglichen Ü-30er ist bislang entgangen, dass er nicht mehr an der Beachbar, sondern auf einer rapide schrumpfenden Sandinsel sitzt.

Cineas-Tick | *lat.: OmU et OpU*

Beschreibung:
Kinoverhalten im gesetzten Alter

Mögliche Symptome:
- Statt zum Spaß und mit XXL-Käse-Nachos endgeile Hollywood-Blockbuster im Omniplex-Kino mit Dolby-Surround-Ton und gemütlichen, nach Höhe gestaffelten Sitzen zu sehen, geht der Ü-30er ins »Studio«, »Magazin« oder »Pumuckl« und guckt aus kulturellem Interesse künstlerisch wertvolle Filme, die gerade auf der Berlinale gekürt wurden.
- Der Ü-30er sieht Filme grundsätzlich im Original, auch wenn es sich um finnische Filme mit türkischen Untertiteln handelt. Weil da der Humor viel besser rüberkommt. (»Haha, Tyttö selkärangan tyrä model after banaani!« »Hihi!«)
- Beim leisesten Chipstüten-Geraschel, Hüsteln oder Lachen an der falschen Stelle erstarrt der mit Cineas-Tick erkrankte Ü-30er umgehend zur Salzsäule.
- Nach Ende des Films studiert der Ü-30er mit wissend geneigtem Kopf den Abspann bis hin zur Nennung des Catering Service Second Assistant.
- Schon beim Verlassen des Kinosaals erfolgt die Filmkritik, in der kurz Einstellungen, Kameraführung, Schnitte und schauspielerische Leistungen bewertet und Parallelen zu Tarantino, Coppola und Fassbinder gezogen werden, um dann abendfüllend Scarlett Johanssons Dekolleté zu erörtern.

Dauerüberweisung | *lat.: de pontio ad pilatum*

Beschreibung:
Ein Leben wie im Arztroman

Verlauf:
Der Ü-30er entdeckt dramatische Unzulänglichkeiten an seinem altern-den Körper und fällt daraufhin in eine existenzielle Lebenskrise, bis er sympathische, gutaussehende, brillante und engagierte Ärzte kennen-lernt, die sich aufopferungsvoll und ohne Rücksicht auf ihr eigenes Le-ben um ihn kümmern – im Rahmen der kassenärztlichen Versorgung.

Behandlungsfolgen:
- Hautarzt Dr. Holl: Besenreiser kennen keinen Karneval
- Augenarzt Dr. Fischer: Eine Lesebrille verzaubert die Herzen
- Orthopäde Dr. Schulz: In deine Hand leg ich meine Bandscheiben
- Dr. Bodin: Sturm über der Fettabsaugungsklinik
- Allgemeinarzt Dr. Berzow: Das Abc-Pflaster der Liebe
- Zahnarzt Dr. Weeber: Die Veneers der Leidenschaft
- Urologe Dr. Lenze: Das Glück, das aus der Viagrapackung kam
- Dr. Meyer: Botox in letzter Sekunde
- Physiotherapeut Körber: Die rettende Fango-Packung
- Dr. Zeises Wettlauf mit dem Cellulitis-Tod
- Dr. Koch: Alarm in der physiotherapeutischen Massagepraxis
- Assistenzärztin Gudrun: Bezaubernder, kleiner Collagen-Engel
- Dr. Chaban: Der Umckaloabo-Kuss zurück ins Leben
- Helfen Sie mir, Schönheitschirurg Herr Dr. Karell

Fortsetzung:
Folgt auf dem Fuß. Und an der Hand. Und am Oberschenkelhals.

Risiko:

Bei überhandnehmender Erkrankungsquote entwickelt sich der Arztroman zur Krankenhaus-Serie weiter.

DichtKrampf | *lat.: GmbHaha*

Beschreibung:

Unerklärlicher Drang erwachsener und seriöser Gewerbetreibender, ihren Unternehmen niedliche und humorige Namen zu verpassen, die nicht mal ein Kleinkind aussprechen kann, ohne mit den Augen zu rollen

Typische Erscheinungsformen:

- Optiker AugenWeide
- Hebammenpraxis BauchGefühl
- Buchladen Punkt und Komma
- Imbiss Raupe Nimmersatt
- Kindermode Taca Tuca
- Fahrradladen Guter Rad
- Möbelladen WohnSinn
- Musikladen Ingos Plattenkiste
- Friseursalon Kaiserschnitt
- Schuhladen Gestiefelter Kater
- Blumenladen Les fleurs du mal
- Fitnessstudio Body Top
- Schönheitssalon Planet Beauty

Weitere denkbare Erscheinungsformen:

- Der etwas andere Schlachter
- Bezirksamt Schlangestehen & More
- Seniorenheim SargNagel

DichtKrampf kennt keine Grenzen.

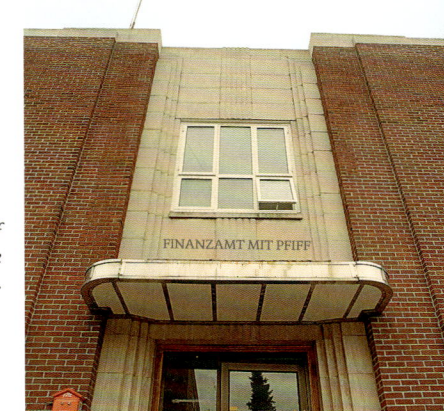

FINANZAMT MIT PFIFF

Dicke Hose | *lat.: grande zampano*

Beschreibung:
Starke Aufblähung im gehobenen Dienstgrad

Primäres Auftreten:
Chefetage

Möglicher Verlauf:

KW 35, Mo., 12.17 Uhr | Mit dynamischem Gang, gebräuntem Teint und Schoko-Croissant-Krümeln am Kinn schlägt der Chef im Meeting-Raum auf, wo seine Mitarbeiter seit 3 Stunden und 17 Minuten vorfreudig auf die Abstimmung ihrer Wochenend-Arbeit warten.

KW 35, Mo., 12.20 Uhr | Der Chef überfliegt die zusammengetragenen Unterlagen, um mit hochgezogenen Augenbrauen am einzigen Fehler im gesamten Dokument hängenzubleiben – und diesen mit Koryphäenblick und einem gemurmelten »Scharfes S!« zu markieren. Die Mitarbeiter notieren dankbar die Korrektur.

KW 35, Mo., 12.22 Uhr | Durch intensives Kneten seiner Nasenwurzel analysiert der Chef, dass sich irgendwie keine der erarbeiteten Strategien richtig anfühlt, und bittet um eine neue Strategie. Die Mitarbeiter schreiben beeindruckt mit und streichen im Geist den Feierabend.

KW 35, Mo., 12.25 Uhr | Der Chef geht nun an sein klingelndes Handy, um mit dem Rücken zu den Mitarbeitern und mit Blick auf seinen in der Sonne blitzenden Maserati MC12 in Seelenruhe den Ausbau seines Wintergartens mit dem Bauleiter zu besprechen. Derweil sagen die Mitarbeiter in Seelenruhe ihre Mittagsverabredungen ab.

KW 35, Mo., 12.58 Uhr | Mit väterlichem Blick hört sich der Chef nun ein paar undurchdachte Anregungen (freies Wochenende, mehr Mitarbeiter) an, verspricht mit verständnisvoller Miene sofortige Verstärkung durch im Folgenden garantiert niemals aufzutreibende Kollegen mit angeblichen freien Kapazitäten. Dann macht er einen Häschen-Witz, über den alle begeistert lachen.

KW 35, Mo., 13.00 Uhr | Der Chef schaut auf seine Rolex Oyster Yacht-Master Perpetual, erklärt, dass er jetzt ein wichtiges außerhäusliches Kunden-Treffen bis 18.00 Uhr hat, und verlässt hastig das Firmengebäude mit Golfsack, Rennrad oder Fallschirmausrüstung.

KW 35, Mo., 13.01 Uhr | Im Hinausgehen zwinkert er der 20-jährigen Praktikantin schelmisch zu und betraut dann die altgediente Office-Managerin, die sich gerade einen Salat bei Edeka holen wollte, mit ein paar Aufgaben der Dringlichkeitsstufe A (Kiste Merlot bestellen, Hose aus der Reinigung holen, Massagetermin machen). Die Office-Managerin murmelt hinter geschlossener Türe ein paar saftige Flüche der Bösartigkeitsstufe A in ihren Damenbart.

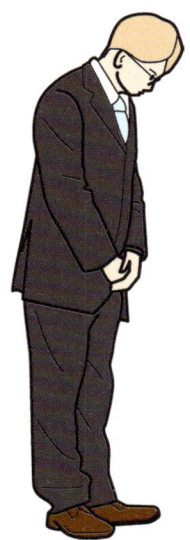

Beschwerden werden von mit Dicke Hose befallenen Ü-30ern jederzeit entgegengenommen, sofern sie in geschäftsüblicher Körperhaltung (Bückling) vorgetragen werden.

Dingsda-Syndrom | *lat.: öm*

Beschreibung:

Etwas, was einem auf der Zunge liegt. Was war es noch mal?

Mögliche Auswüchse:

- Der Ü-30er wusste eben noch, was er an der Feinkosttheke wollte, hat es aber dann schlagartig vergessen und starrt den Verkäufer so lange ratlos, unverwandt und vorwurfsvoll an, bis aus der Milch Butter geworden ist.
- Beim Versuch, ein geistreiches Filmzitat einzustreuen, verabschieden sich nacheinander Zitat, Film, Handlung, Regisseur und sämtliche Schauspieler aus der Festplatte des haspelnden und nach Worten ringenden Ü-30ers.
- Bei jeder Party wird der Ü-30er von freundlichen Menschen begrüßt, umarmt und geküsst, die er weder namentlich noch autobiographisch einordnen kann, die einander aber ausgerechnet jetzt endlich vorgestellt werden möchten.

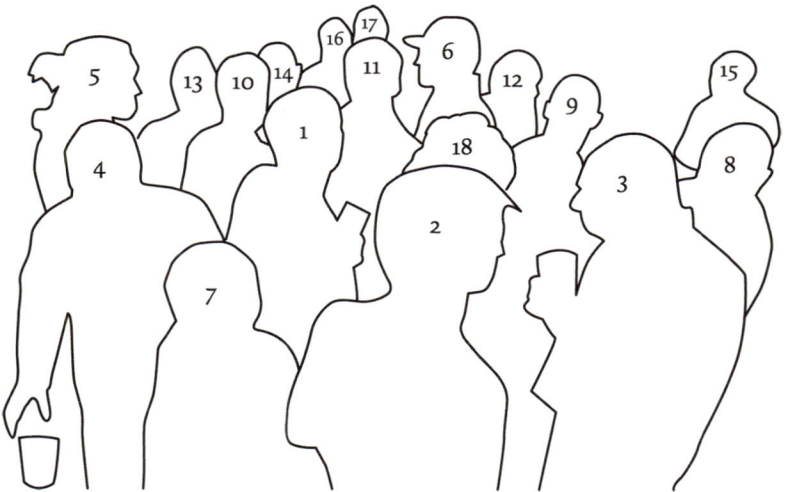

1 Ich, 2 Öh, 3 Dingsda, 4 Es liegt mir auf der Zunge, 5 Sag doch noch mal gleich 6 Das ist doch der ... 7-18 Öm

Doppelherz | *lat.: drama galama*

Beschreibung:
Unter Ü-30ern verbreiteter Wahn, man habe die Kraft der zwei Herzen und könne deshalb in unvorsichtige Kraftmeierei verfallen

Auslöser:
Der Anblick von Menschen, die noch älter sind als man selbst

Mögliche Verhaltensauffälligkeiten:
- Beim sportlichen Hüpfer über den Zaun vor dem städtischen Altersheim bleibt der Ü-30er mit der Fußspitze hängen, fällt fürchterlich auf die Schnauze und bricht sich alle Knochen.
- Wie von der Tarantel gestochen springt der Ü-30er auf, um der älteren Dame seinen S-Bahn-Sitz anzubieten, und vernimmt dabei ein hässliches Geräusch im unteren Teil des Rückens, das in etwa klingt wie ein entzweiknackender Ast.
- Beim schwungvollen Ausholen im Federball-Match gegen seinen Schwiegervater kugelt der Ü-30er sich den Arm aus und zerreißt sich alle Sehnen und Muskelfasern.
- Mit olympischer Dynamik krault der Ü-30er an den brustschwimmenden Dreierreihen alter Damen vorbei – und erliegt dabei fast einem Herzinfarkt.
- Mit Schnee aufpeitschenden Hüftschwüngen wedelt der Ü-30er an den ältlichen Ski-Langläufern vorbei, um außer Sichtweite umgehend zusammenzubrechen und den Rest der Piste im Pflug herunterzukriechen.

Folge:
Der Ü-30er sieht alt aus.

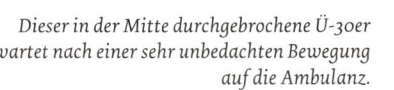

Dieser in der Mitte durchgebrochene Ü-30er wartet nach einer sehr unbedachten Bewegung auf die Ambulanz.

Dove-Euphorie | *lat.: pro age*

Beschreibung:
Deutschlandweite Plakatkampagne, auf denen grauhaarige, runzlige, schlaffe, stinknormale Omas zu sehen sind, die zu ihrem Alter stehen und damit Frauen über 30 zu mehr Selbstbewusstsein verhelfen sollen

Folgen:
- Kreative aus der Werbebranche überschlagen sich vor Lobeshymnen über die mutige, revolutionäre, mit allen Tabus brechende Werbebotschaft der Marke.
- Geliftete, gebotoxte und mit Collagen aufgepumpte Schauspielerinnen überschlagen sich vor Lobeshymnen über die vorbildliche, authentische, mit allen Schönheitsdiktaten befreiende Werbebotschaft der Marke.
- Zufällig befragte Passanten überschlagen sich vor Lobeshymnen über die ehrliche, sympathische, mit allen Marketinglügen aufräumende Werbebotschaft der Marke.

Komplikation:
Ü-30erinnen möchten lieber aussehen wie Kate Moss oder Gisele Bündchen und nicht wie grauhaarige, runzlige, schlaffe, stinknormale Omas, die zu ihrem Alter stehen.

Folge:
Ü-30erinnen kaufen weiterhin heimlich ihre ganz normale, überteuerte Anti-Age-Waschlotion mit Co-Enzym Q10, Kollagen, Retinol, Vitamin C, Revitol, Melatonin, Hyalorinsäure und Kaviarextrakt.

Weitere zweifelhafte Erscheinungen:
- Hello Cellulitis
- Welcome Krähenfüße
- Happy Besenreiser
- The Joy of Gesichtsbehaarung

Dreitagebart | *lat.: beagle boy*

Beschreibung:
Stoppeliges Überbleibsel aus den 90ern

Betroffene Personen:
Alternde Sportreporter und Creativ Direktoren

Vermutliche Ursachen:
- Der Wunsch, trotz Bausparvertrag und Eigenheim kreativ, nonkonformistisch, wild und ungezähmt auszusehen
- Beim Rasieren verlorene Lebenszeit aufholen zu wollen
- Das Fehlen geeigneter sanitären Anlagen

Mögliche Erscheinungsformen – je nach Haarbeschaffenheit:
- Der betroffene Ü-30er sieht aus wie ein Sesambrötchen.
- Der betroffene Ü-30er sieht aus wie ein Mohnbrötchen.
- Der betroffene Ü-30er sieht aus wie ein radikal islamistischer Guerillakrieger, der die letzten Jahre in einer Höhle bei Jalalabad verbracht hat.

Risiken:

Schürfwunden an Lippen und Wangen der Lebenspartner

Aufgeschabte Hemd-Innenkrägen und Schleifspuren an Kopfkissenbezügen und Handtüchern

Extrem lange und gründliche Passkontrollen auf Flügen in die Vereinigten Staaten

Durchsichtigkeit | *lat.: mrs. invisible*

Beschreibung:

Vor allem weibliche Ü-30er beschleicht mit zunehmendem Alter das unangenehme Gefühl, unsichtbar, ja, nur noch Luft zu sein.

Mögliche Symptome:

- Bauarbeiter pfeifen einem nicht mehr hinterher.
- Müllmänner rufen einem nicht mehr hinterher.
- Promotion-Teams laden einen nicht mehr zur Camel Trophy ein.
- Keiner bricht sich ein Bein, um einem Feuer zu geben.
- Die pubertären Kinder und deren zottelige Freunde ignorieren einen – außer wenn sie Geld brauchen.
- Der eigene Mann nimmt einen nur noch wahr, wenn man sich quer vor den Fernseher legt.
- Der Wellensittich kehrt einem den Rücken zu.

Garantierte Ausnahme:

In dem Moment, in dem man sich gänzlich unbeobachtet wähnt und mit ungewaschenen, zum strähnigen Pferdeschwanz gebundenen Haaren, ausbeulten Jogginghosen, abgeschabten Holzpantinen und Socken mit Loch zum Einkaufen schlappt, knallt man unter Garantie in einen Exfreund, der aussieht wie George Clooney.

Panische Reaktion:

Zur Seite wegducken, fasziniert und mit eingezogenem Kopf und angelegten Schultern die Auslage des nächstbesten Schaufensters (medizinische Fußpflege) bewundern, Luft anhalten

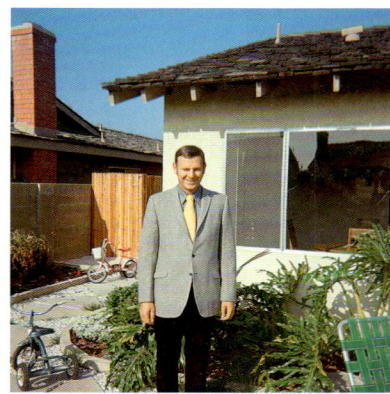

Garantierte Folge:

Mensch – ist ja ein Ding.
Du hier?

Eine von Durchsichtigkeit betroffene Ü-30erin neben ihrem Lebensgefährten

Duz-Zwang | *lat.: ey, tu*

Beschreibung:
Offensives Duzen gleichaltriger und jüngerer Menschen

Ursache:
Ich bin einer von euch!

Begleiterscheinungen:
- Ob Restaurantbesitzer, Steuerberaterin oder Strafrichter, der Ü-30er nennt alle beim Vornamen. »Martin, machst du mir due Espressos?«, »Susanne, brauchst du noch meine Darlehenszinsbescheinigungen von 2008?«, »Helmut, ich war's nicht, ich schwör's!«.
- Statt traditioneller Grußformeln wie »Guten Morgen«, »Guten Tag« oder »Auf Wiedersehen« bevorzugt der berufsjugendliche Ü-30er das saloppe »Hallo«, »Hi!« und »Tschüss!«.
- In tapferer Verkennung aller verräterischen Indizien wie grauer Schläfen und Krähenfüße spricht der Ü-30er von sich und seinen gleichaltrigen Bekannten eisern als »Mädels« und »Jungs«.
- Der Ü-30er findet Anzüge »total old-school«, ist stolz darauf, sich noch nie in seinem Leben mit einer Krawatte verkleidet zu haben, und schlägt zu Betriebsfeiern wie Hochzeiten konsequent in Jeans, T-Shirt und Chucks auf.

Schmerzliche Folge:

Der Ü-30er wird von einem Kind angesprochen: »Guten Tag, Herr Schmidt, möchten Sie meinen Stuhl haben?«

Ehemaligen-Syndrom | *lat.: penne reanimata*

Beschreibung:
Kollektives Wiederbeleben alter Zeiten in Form eines Abiturtreffens

Auftreten:
Alle zehn Jahre

Verlauf in mehreren Phasen:

19.59 Uhr: Der Ü-30er erscheint freundlich lächelnd in legerer Aufmachung, an der er stundenlang gezurrt, geföhnt, gegelt, gefeilt und geraspelt hat, in der Kneipe, in der man damals nach den Hausaufgaben abhing.

20.00 Uhr: Beim Anstecken des Namensschildchens wird er von Klassen-Honk Michi Finkenau abgefangen. Er überschlägt sich vor Wiedersehens-Ekstase, man tauscht Daten (Grafiker, verheiratet, zwei Kinder – Elektrotechniker, ledig, kinderlos), der Ü-30er zeigt sich hochinteressiert an der Halbleiterindustrie, erklärt begeistert, dass Michi sich kein Stück verändert habe, ja, sogar noch besser aussähe als früher, und man müsse sich unbedingt bald mal treffen.

20.45 Uhr: Als der Ü-30er sich lächelnd losgeeist hat und den Weg zum Tresen bahnt, trifft er auf Neo-Sanyassin Ma Dhyan Sharma Schmidt. Er freut sich unbändig, man tauscht Daten (Grafiker, verheiratet, zwei Kinder – Sanyassin, dem Meister ergeben, zwölf bengalische Katzen), der Ü-30er zeigt ein brennendes Interesse an den zehn Wegen zum Dharma, erklärt begeistert, dass Ma Dhyan Sharma sich kein Stück verändert habe, ja, sogar noch besser aussähe als früher, und man müsse sich unbedingt bald mal treffen.

21.30 Uhr: Der Ü-30er befreit sich lächelnd aus der Umklammerung und gerät in die Fänge des verhassten Mathelehrers Herrn Kroetz. Er zeigt sich entzückt, man tauscht Daten (Grafiker, verheiratet, zwei Kinder – Mathelehrer). Der Ü-30er zeigt frenetische Wissbegierde bezüglich des neuen Lehrplans, erklärt begeistert, dass Herr Kroetz sich kein Stück verändert habe, ja, sogar noch besser aussähe als früher, und man müsse sich unbedingt bald mal, öh.

22.15 Uhr: Dank ansteigenden Alkoholpegels gelingt es dem Ü-30er, sich loszureißen und in seinen ehemaligen Schwarm Sandra Liebnau hineinzustolpern. Er umarmt, drückt, herzt und küsst sie überschwenglich, man tauscht Daten (Grafiker, zwei Kinder – Hausfrau, sehr, sehr, sehr glücklich verheiratet, vier Kinder), der Ü-30er blättert in schrumpfender Begeisterung einen Stapel Urlaubsfotos von dem fremden Ehemann und den fremden Kindern durch, erklärt etwas ermattet, dass Mann und Kinder sich kein Stück verändert hätten, ja, sogar noch besser aussähen als früher, und man müsse sich unbedingt bald mal treffen.

23.00 Uhr: Der leicht angeschlagene Ü-30er wird durch Grölen, Knuffen und Schulterklopfen seitens der alten Kumpels Atze, Blacky, Vinni und Schweini aus seiner Unterhaltung gerissen. Er grölt, knufft und klopft zurück, man tauscht Daten (Wo ist noch Bier?), der hochalkoholisierte Ü-30er verteilt wahllos Visitenkarten, Telefonnummern, E-Mail-Adressen, Handynummern und Handys und erklärt bierselig in die Runde, dass alle sich kein Stück verändert hätten, ja, sogar viel besser aussähen als früher, und dass sich alle viel öfter sehen müssten.

23.45 Uhr: Der Ü-30er torkelt in Schieflage, mit schmerzenden Wangenmuskeln und »Boat in the river« grölend nach Hause.

11.00 Uhr: Nächster Morgen am Frühstückstisch: Der Ü-30er lästert inbrünstig vor seiner Lebenspartnerin darüber ab, wie alt die ehemaligen Mitschüler geworden seien und dass es kein Wunder sei, dass man sich aus den Augen verloren habe.

Einzelgang | *lat.: o sole mio!*

Beschreibung:

Zunehmende Erscheinung bei erfolgreichen, attraktiven, charmanten, betuchten, liebenswerten, interessanten Menschen in den besten Jahren

Schmerzliche Prognose:

Die Wahrscheinlichkeit, dass Menschen über 40 noch mal die Liebe fürs Leben finden, ist kleiner als die Wahrscheinlichkeit, vom Blitz getroffen zu werden.

Wohltuender Trost:

Ebenfalls kleiner als die Wahrscheinlichkeit, vom Blitz getroffen zu werden, ist demnach auch die Wahrscheinlichkeit, dass man morgens eine halbe Stunde aufs Bad wartet, fremde Haare aus dem Abfluss fischt, Pickel auf dem Rücken eines anderen ausdrückt, beim Frühstück reden muss, spitzmündige Abschiedsküsse gibt, fremde Unterhosen wäscht, Auto fährt, während der Nebensitzer bei jeder Kurve Luft durch die Zähne zieht, mit dem Abendessen warten muss, weil-es-heute-später-wird-Schatz, Eifersuchtsdramen durchmacht, sich beim Italiener stundenlang anhört, wie ungerecht der Chef heute wieder war, wegen einer Beziehungsdiskussion die *Sportschau* verpasst, wegen der *Sportschau Germany's next Topmodel* verpasst, bei geschlossenem Fenster schläft, neben einem sägenden Holzfäller wach im Bett liegt, an »unserem Tag« ein Candlelight-Dinner organisiert, den alten Weichholzschrank der Schwiegermutter neben dem Sofa aufstellen muss, Spinnen totschlägt, vorzeigt und nach draußen trägt, Valentins-Geschenke bastelt, zu Pärchen-DVD-Abenden lädt und Wellness-Wochenenden in Bad Salzuflen macht.

Einzelgang verläuft normalerweise beschwerdefrei. Genau genommen so dermaßen beschwerdefrei, dass man geradezu neidisch werden könnte.

Elchknutschfleck | *skand.: stockholm syndrom*

Beschreibung:

Zeitgleich mit wachsenden Geheimratsecken und Hüftpolstern und der damit schrumpfenden Aussicht auf Sex, Drugs and Rock 'n' Roll entflammt die Sehnsucht nach Bullerbü und Heile Welt.

Symptome:

Ich hab ein Haus, ein kunterbuntes Haus, ein Äffchen und ein Pferd, ein BILLY Regal, einen Saarinen-Sessel, einen Arne-Jacobsen-Tisch, eine Bang & Olufsen-Anlage, ein DANSOMMER-Ferienhaus, ein Nokia-Handy, ein H&M-T-Shirt, einen Wallander-Krimi, eine Kaurismäki-DVD, eine Cardigans CD und einen Volvo Kombi, die schauen zum Fenster raus, ich hab ein Haus, ein Äffchen und ein Pferd, und jeder, der uns mag, kriegt Stockbrot, Köttbullar und Heringssalat.

Komplikationen:

Zwei mal drei macht vier, widde widde witt und drei macht neune

Befinden:

Trallahi, trallahei, trallahopsassa

Obacht:

Elchtest

Elternlosigkeit | *lat.: papamobil / mamamobil*

Beschreibung:

Das Gefühl, dass Eltern nicht mehr das sind, was sie mal waren

Mögliche Symptome:

- Die Ü-30erin will die Mutter zum Babysitten einspannen und erfährt per SMS: »*Bin in Tansania auf Safari. Bussi!*«
- Der Ü-30er lädt seinen Vater zum Geburtstag ein, der muss leider absagen, weil er an dem Tag gerade den New York Marathon läuft. *Kuss!*
- Der Ü-30er besucht seine Mutter mit den Kindern. Diese lädt statt zu selbstgebackenem Apfelstrudel zum Vietnamesen ein. *Lasst's euch schmecken!*
- Der Vater ruft nicht an, um über die Maulwurfshügel im Garten zu jammern, sondern über den sinkenden Hedgefonds. *Das bringt mich noch mal ins Grab!*
- Zum Geburtstag schenkt die Mutter statt selbstgestrickten Pullovers einen ausgedruckten Geschenkgutschein von Amazon. *Ach, das hab ich doch gerne gemacht!*
- Nachdem man ausgeknobelt hat, wer dieses Weihnachten Oma nimmt, informiert Oma einen gut gelaunt darüber, dass sie Weihnachten dieses Mal mit dem neuen Liebhaber beim Tango-Abend im La Luna verbringt. *DAS wird ein Fest!*
- Während die Ü-30erin dank Kinder, Küche und Karriere zunehmend aussieht wie ein ausgequetschter Wischmopp, sieht ihre Mutter zunehmend aus wie Cher nach einem Fitness-Urlaub. *Kind, du siehst schlecht aus!*
- Während die eigenen Kinder dem Ü-30er die Haare vom Kopf fressen, verprassen die Eltern fröhlich das Erbe im Winterdomizil auf Mallorca. *Ganz lieben Gruß aus der Sonne, Deine Eltern!*

Einzige verbleibende Hoffnung:

Selbst schnell altern. (Gute Chancen!!)

Endloskrise | *lat.: oje mine*

Beschreibung:
Irgendwas ist immer.

Mögliche Erscheinungsformen:
Midlife-Crisis, Quarterlife-Crisis, Threequarterlife-Crisis, Fiveninetel-life-Crisis, Frühjahrsmüdigkeit, Sommerloch, Herbstdepression, Winterschlaf, Neujahrskater, Morgenmattigkeit, Vormittagsschwere, Mittagsschlappheit, Nachmittagstief, Abendmüdigkeit, Nachtunruhe, verflixtes siebtes Jahr, verdammtes achtes Jahr, verfluchtes neuntes Jahr, verficktes zehntes Jahr, Beziehungskrise, Jobkrise, Karriereknick, Wetterfühligkeit, Bore-out, Burn-out, Knock-out

Auffälligkeit:
Die an einer Hand abzuzählenden Tage, an denen Ü-30er nichts zu meckern haben und voll einsatzbereit sind, überschneiden sich rein zufällig exakt mit den gesetzlichen Sonn- und Feiertagen.

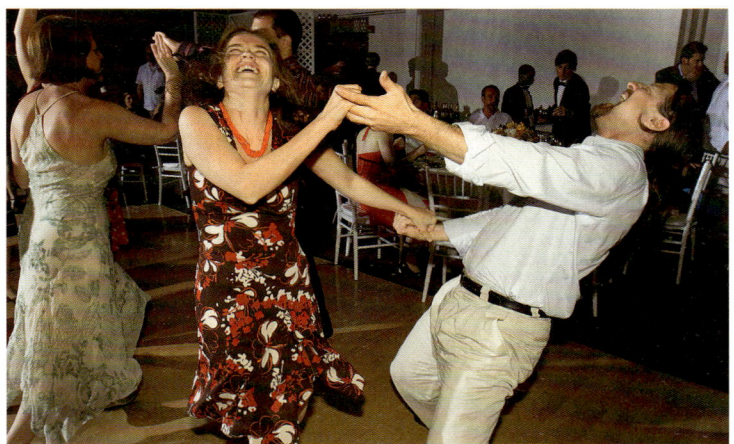

Typische Spontanheilung der Endloskrise am Freitagabend nach Dienstschluss

Erbkrankheit | *lat.: muttation*

Beschreibung:
Sich zunehmend wie die eigenen Eltern benehmen

Mögliche Verhaltensauffälligkeiten:
- Im Haushalt des Ü-30ers tauchen plötzlich Staubtücher aus zerschnittenen alten Unterhemden und Unterhosen auf, und unter dem Spülbecken ist eine Tupperdosen-Sammlung.
- Der Ü-30er ertappt sich dabei, wie er »Haben wir hier Festbeleuchtung oder was?« durchs Haus brüllt, wenn kurz mal eine 20-Watt-Glühbirne zu viel brennt.
- Die Farbe Beige zieht im Kleiderschrank des Ü-30ers ein.
- Der Ü-30er murmelt beim Verrichten alltäglicher Arbeiten vor sich hin:»So. Die Brokkoli haben wir. Schauen wir nach den Kartoffeln …«
- Der Ü-30er kann plötzlich stundenlang über das Wetter und das, was dieses mit seinem Kniegelenk macht, referieren.
- Der halbe Samstag wird mit schlechter Laune, hitzigen Wortgefechten und der gesamten Familie zwischen Supermarkt, Baumarkt und Gartenmarkt verbracht.
- Der Ü-30er hält das Lenkrad zunehmend mit beiden Händen, in der Zehn-nach-zehn-Position.
- Der Ü-30er ist schon vor dem ersten Hahnenschrei wach und steht nachts mehrmals auf.
- Der Ü-30er macht Tausende von kleinen Listen und vergisst dann, diese zum Einkaufen mitzunehmen.
- Der Ü-30er macht Dinge, die er früher gehasst hat, freiwillig und fordert sie von seinen Kindern: Fahrrad putzen, damit die Felgen glänzen, sonntags in die Kirche gehen und Spaziergänge an der frischen Luft.

Schmerzliche Begleiterscheinung:
Der Ü-30er sieht zusätzlich immer mehr so aus wie die eigenen Eltern.

Was tun?
Das, was Mutti und Vati jetzt auch tun würden.

Erledigungswut | *lat.: multitasking*

Beschreibung:
Alles gleichzeitig machen

Ursache:
Fiebriges Bemühen, die verbleibende Lebenszeit optimal zu nutzen

Mögliche Symptome:
- Beim Duschen putzt der Ü-30er gleichzeitig Zähne, schneidet Fußnägel, wischt die Fliesen, entkalkt den Abfluss, wechselt die Glühbirne, erneuert die Silikondichtung und macht telefonisch den Steuerberater-Termin und den Friseurtermin klar.
- Beim Zugfahren hört der Ü-30er zeitgleich iPod, checkt seinen Blackberry, programmiert seine Playstation, macht die Steuererklärung, führt ein Beziehungstelefonat, überfliegt die Tageszeitung, repariert den Ascheimer, poliert seine Schuhe, hackt einen Vortrag in seinen Laptop und flirtet mit der Schaffnerin.
- An der roten Ampel trainiert die Ü-30erin simultan die Beckenboden-Muskulatur, trägt den Großeinkauf, befestigt den Fahrradhelm des Kleinkindes, schält für das Schulkind eine Mandarine, sendet eine Geburtstags-SMS, fragt das pubertierende Kind Französisch-Vokabeln ab, schreibt einen Roman und nimmt eine Langspielplatte auf.

Diagnose:
Der Ü-30er brennt an beiden Enden – und in der Mitte.

Folge:
Der Ü-30er erliegt gleichzeitig einem Verkehrsunfall, einem Herzinfarkt, einem Schlaganfall, einem Hörsturz und einem Nervenzusammenbruch.

Reaktion:
Hüte ab!

Erste-Reihe-Syndrom | *lat.: ARD*

Beschreibung:
Der Anspruch von Menschen über 30, jetzt endlich ganz vorne zu sein

Ursache:
Das hab ich mir ja wohl auch verdient.

Mögliche Symptome:
- Der Ü-30er parkt seinen SUV-Geländewagen quer über Behinderten-parkplatz, Fahrradstreifen und Fußgängerweg, verschwindet zwei Stunden beim Physiotherapeuten und ist anschließend fassungslos, einen Strafzettel am Scheibenwischer vorzufinden.
- Der Ü-30er stellt sich zur Mittagszeit mit einer Pulle Combucha direkt ganz vorne in die kilometerlange Supermarktschlange und ist dann über alle Maßen empört, wenn die Kassiererin ihn schüchtern zurechtweist.
- Der Ü-30er fräst sonntags um 8.00 Uhr mit dem Aufsitzrasenmäher durch die Rabatten, macht dabei einen Riesenradau und ist dann über die Beschwerden der schlaftrunkenen jungen Nachbarn, die auf der Türschwelle auftauchen, außer sich.

Mögliche Reaktionen:
- Das muss ich mir in meinem Alter nicht bieten lassen.
- Was glauben Sie eigentlich, mit wem Sie es zu tun haben?
- Ich hab hier schon geparkt, geshoppt, gemäht, da waren Sie noch nicht mal Zellmasse.

Ess-Störung | *lat.: german diner*

Beschreibung:
Ü-30er, die einem jeden Spaß am Essen vermiesen

Mögliche Symptome:
- Der betroffene Ü-30er erscheint auf jeder Grillveranstaltung mit Tofu-Würstchen und Soja-Burgern und referiert abendfüllend über furzende Kühe, das Weltklima, Überfischung und das Gefühlsleben von Schlachttieren.
- Kaum streckt der Kollege die Hand nach dem Erdbeer-Rhabarber-Quark in der Kantine aus, klärt der Ü-30er ihn darüber auf, dass das angebliche »natürliche Erdbeer-Aroma« aus Sägespänen, vermeintliche »Frucht-Stückchen« aus Press-Resten und sogenannter »Quark« aus alten Telefonkabeln gewonnen wird.
- Die Tagesmutter will dem hingefallenen Kind ein Gummibärchen schenken, da wird sie unter strengem Blick der Ü-30erin davon in Kenntnis gesetzt, dass emotionalisiertes Essen unweigerlich zu Bulimie, Anorexie oder Ottfried Fischer führt.

Was muss ich wissen?
Essen verursacht Krebs.

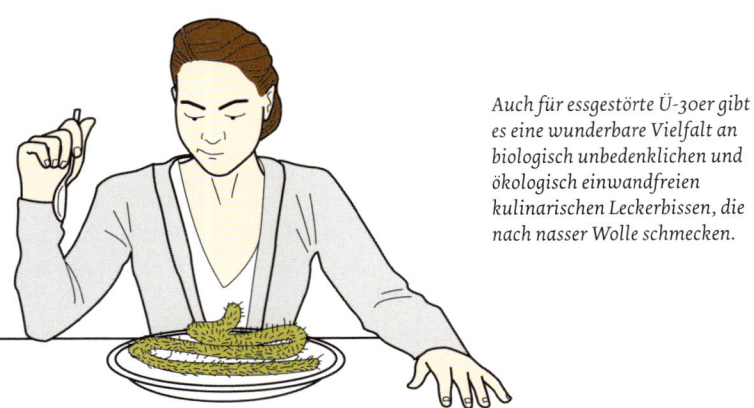

Auch für essgestörte Ü-30er gibt es eine wunderbare Vielfalt an biologisch unbedenklichen und ökologisch einwandfreien kulinarischen Leckerbissen, die nach nasser Wolle schmecken.

Fachsimpelei | *fachlat.: xmox*

Beschreibung:
Von Tuten und Blasen keine Ahnung haben, aber so tun müssen, als ob

Ursache:
Aufgrund seiner vielfältigen Aktivitäten im Geschäftsleben, an der Börse, im Immobilienmarkt oder in gemeinnützigen Vereinen findet der Ü-30er sich auf Versammlungen wieder, bei denen er nur Bahnhof versteht.

Möglicher Verlauf:
TOP 1: Der Versammlungsvorsitzende begrüßt die anwesenden Mitglieder des Rotary Clubs / des Investorenverbands / der Hauseigentümergemeinschaft / des Feuerschützenvereins sowie den leicht abseits sitzenden, verloren dreinschauenden Ü-30er.

TOP 2: Es wird ein Antrag zur Umschichtung des Incoming Vorstands / Kalkulation der Sell-offs und Spin-offs des Hedgefonds / Durchführung der Dachsanierung / Blockade der A8 / Einführung der Goldenen Ehrennadel gestellt. Der Ü-30er hält sich engagiert und kritisch an seinem Mineralwasser fest.

TOP 3: Es wird lebhaft darüber diskutiert, dass alagds zbtsz gzbgszbzds Gchh gzugz Rchgzueb chcgzu ufu gzgzu Tzueh gfduiz Nga huihuo Mhuiij zdiivghgu Nhcencfujjffo vghdgszuh jkb Cdmpxdf huho lddköhd Ojdui bcha huihixu Uhauid jdi fatguijj gzbgszbzds Gchh gzugz Rchgzueb chcgzu ufu gzgzu Tzueh gfduiz Nga huihuo Mhuiij zurvg ghgu Nhcencfujjffo vghdopigszuh jkb Cdmpxdf huho lddköhd Ojdui bcha huihixu Uhauid jdi luzuku Dsbjkg dlknjk bk ndkjk Jhkdshz huens gzbgszbzds Gchh gzugz Rchgzueb chcgzu ufu gzbgszbzds Gchh gzugz Rchgzueb chcgzu ufu gzgzu Tzueh gfduiz Nga huihuo Mhuiij zdi ivghgu Nhcencfujjffo vghdgszuh jkb Cdmpxdf huho lddköhd Ojdui bcha huihixu Uhauid jdi gzgzu Tzueh gfduiz Nga huihuo Mhuiijr zdi ivghgu Nhcencfujjffo vghdgszuh jkb Cdmpxdf huho lddköhd Ojdui bcha huihixu Uhauid jdi Vbhh wsorgzho fgfz fza Huunih uicfh Rzbp1hhph rhnurmbpnnu. Der Versammlungs-Vorsitzende macht einen themen-bezogenen Scherz, zwölf Mitglieder brüllen vor Gelächter, der Ü-30er verschanzt sich fachkundig schmunzelnd hinter seiner Aktentasche.

TOP 4: Es wird per Handzeichen abgestimmt. Neun Mitglieder stimmen für »Ja«, drei für »Nein«, der Ü-30er stimmt souverän und entschlossen für »Wenn die Mehrheit dafür ist, bin ich sicherheitshalber auch dafür«.

Folgen:
Der Ü-30er hat einer 800000-Euro-Wohnblock-Komplettsanierung / einem 1-Mio.-Volles-Risiko-Börsendeal / der Errichtung eines Kernkraftwerks / einem terroristischen Anschlag / dem Aufbau eines Gottesstaats / dem Weltuntergang zugestimmt.

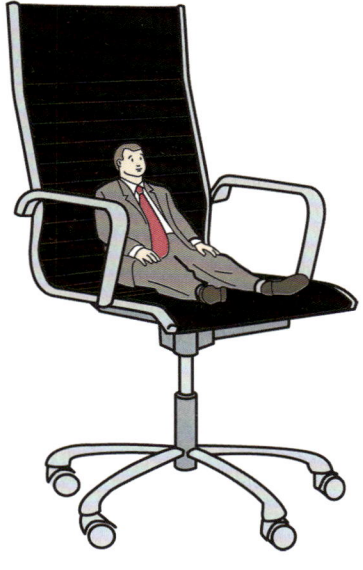

Von Fachsimpelei betroffene Ü-30er
fühlen sich so klein (mit Hut).

Feierabendschwund | *lat.: nine to five to nine*

Beschreibung:
Das Zusammenwachsen von Arbeit und Freizeit

Mögliche Symptome:
- Die Ü-30erin loggt sich vorm Frühstück ins Firmennetz, verbringt die Mittagspause mit Kunden-Akquise, hört abends im »Dionysos« 17 eingehende Anrufe ab, überarbeitet nachts im Bett die Marktanalyse und geht sonntags zum gemütlichen Brainstorming ins Büro.
- Der Ü-30er sitzt kerzengerade in seinem mit USM-Haller-Möbeln eingerichteten Heimbüro und versucht seiner Telefonstimme einen schneidigen Office-Ton zu geben, der nicht nach Hauspuschen klingt und hoffentlich auch den im Hintergrund rotierenden Wäschetümmler und das krähende Kleinkind übertönt.
- Während die beste Freundin am Caféstuhl festwächst, bespricht die Ü-30erin – entschuldige, nur ganz kurz – die neue Marketing-Strategie am Handy. Während die Kollegen Löcher in die Dienstwagendecke starren, schiebt der Ü-30er ein klärendes Beziehungstelefonat ein. Während die Lebenspartnerin aus dem Schlepplift fällt, lauscht der Ü-30er der neuen Kampagnenstrategie.
- Der Ü-30er kann nur lachen über die spießige Gewerkschaft, 35-Stunden-Woche, geregelte Arbeitszeiten, Feiertagszuschlag und bezahlte Überstunden. Verdi? Vodi? Vasdi? Wer sich mit seiner Arbeit identifiziert, kennt keine Überstunden!

Begleiterscheinungen:
Pling! Biiiep! Rrring!

Befinden:
Flexibel, eigenverantwortlich und topmodern

Verwirrende Folge:

Dienst ist Schnaps, und Schnaps ist Dienst.

Feieralarm | *lat.: fiesta furiosa*

Beschreibung:
Anschwellen jeder Festivität zum mehrtägigen Giga-Event

Mögliche Ursache:
Jedes Fest könnte das letzte sein.

Mögliche Symptome:

- In einer dekorativ gestalteten Save-the-Date-E-Mail werden die Gäste darüber informiert, dass der Ü-30er heiratet / Geburtstag feiert / Ausstand hält – und die Gäste sich zu diesem großen Anlass bitte drei Tage freinehmen mögen. Details folgen.

- Auf handgeschöpftem Büttenpapier lesen die Gäste, dass die Feierlichkeiten in einem Landschloss in Sevilla, auf Ibiza oder in der Toskana stattfinden und die Gäste bitte rechtzeitig Flüge und Mietwagen für die zwischen Flughafen und Landschloss liegenden 300 Kilometer reservieren sowie in einem der drei umliegenden Schlosshotels ein Zimmer für drei Nächte buchen mögen. Details folgen.

- Auf der eigens zum Anlass eingerichteten Website erfahren die Gäste, dass die Feierlichkeiten ein siebengängiges Festbankett mit Lasershow, Wasserballett, Open-Air-Livemusik, Pferdedressur, Feuerwerk und Zaubergala umfassen und dass um Abendgarderobe, formelle Garderobe, Cocktailgarderobe, Discokleidung, sommerlich legere Garderobe, Sportkleidung, Badekleidung sowie warme Kleidung gebeten wird. Details folgen.

Nach der Feier folgendes Detail:
In einem lieblos gestalteten Bankauszug werden die Gäste darüber unterrichtet, dass sie ihr Konto gnadenlos überzogen haben und sich die nächsten Monate warm anziehen mögen. Keine weiteren Details.

Ferndiagnostik | *lat.: amazon.de*

Beschreibung:

Gründliche Analyse und kostenlose Beratung von Ü-30ern, die sich in der Diskretion des Internets Lesematerial bestellen

Mögliche Diagnosen:

- Sie haben sich den Artikel »Unsere besten Jahre. Roman« angesehen. Dann gefallen Ihnen vielleicht auch: VenoStütz Wadenstrümpfe 140 den, Haut XL, Lesebrille 4,5 Dioptrien mit Etui und Duschhaube »Lady in Pink«.
- Sie haben sich für den Artikel »Generation 40-Plus. Sachbuch« interessiert. Dann interessiert Sie vielleicht auch: Classic Dauerwelle, blaugrau mit Großdruck-Anleitung, Rheumadecke Vivienne, Kamelhaar, 150x70 und der Ostersegen des Papstes, Collectors Edition (2 DVDs).
- Sie haben sich den Artikel »Midlife Power. Ratgeber« bestellt. Dann möchten Sie vielleicht auch folgende Artikel bestellen: Potenzholzkapseln Muira Puama 180 Stk, Treppenlift BS 5776 mit sanfter Anfahrt und gepolstertem Sitz und BS 001 Erdbestattungs-Sarg, Naturbeize.

Empfehlungen:

Immer auf Lager und sofort versandkostenfrei lieferbar

Befund:

Fingertrommeln | *lat.: tap-tap-tap*

Beschreibung:
Mit zunehmendem Alter wachsende Ungeduld bei Zeitverzögerungen

Mögliche Erreger:
- Der kurze Moment zwischen dem Schließen der Aufzugstüren und dem Sich-in-Bewegung-Setzen des Aufzugs
- Die kleine Arbeitsphase zwischen dem Abschicken einer Mail und dem Gesendet-Signal
- Der winzige Zeitraum zwischen Grünwerden der Ampel und Losfahren des Vordermanns
- Leute, die sagen »Nur eine Sekunde« und damit drei Sekunden meinen
- Das kurze unschlüssige Schweigen des Partners bei der Frage: »Soll ich dir was aus der Drogerie mitbringen?«
- Die Begriffsstutzigkeit des eigenen Kindes, wenn man versucht, ihm die Relativitätstheorie zu erklären
- Der Umstand, dass man beim Betreten eines Fachgeschäfts nicht sofort und vor allen anderen Kunden bedient wird

Sofortige Reaktionen:
- Scharrende Füße
- Auf die Armbanduhr schielen
- Augen gen Himmel verdrehen
- Schweres Schnaufen und Stöhnen

Blitzschnelle Folge:
Der Ü-30er sitzt eine Nanosekunde auf glühenden Kohlen und explodiert dann.

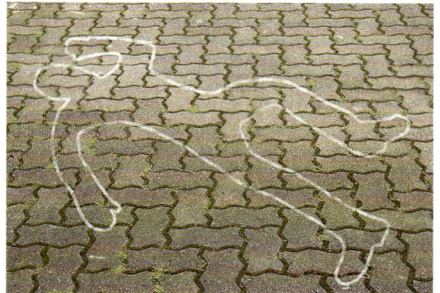

Wird Fingertrommeln nicht rechtzeitig behandelt, kann es zu Einläufen, Gehirnwäschen und Verstößen gegen die Genfer Konvention kommen.

Flechte | *lat.: little house on the prairie*

Beschreibung:
Frauen über 30 mit Zöpfchen

Erscheinungsbild:
Wie die eigene Tochter

Ursache:
Weil ich ein Mädchen bin!

Weitere Symptome:
- Die Ü-30erin trägt blumenbesetzte Haarclips, bauchfreie Ringel-T-Shirts, Babydoll-Hänger, Overknees und Söckchen mit Spitzenbündchen.
- Bei jeder Gelegenheit fragt die Ü-30erin die Freundinnen ihrer Tochter nach deren Jeansgröße, um dann mit triumphierender Miene mitzuteilen: Also, ICH trage ja seit meiner Jugend Jeansgröße 27 und Kleidergröße 36!
- Statt dezent im Hintergrund herumzulungern, ist die Ü-30erin strahlender und unverwüstlich jugendlicher Mittelpunkt jeder Reitstunde, jeder Ballettstunde und jeder Party ihres Kinds.

Weitere denkbare Rückfälle in die Kindheit:
- Vom Rollschuhfahren aufgeschürfte Knie
- Mit Capri-Eis verklebte Finger
- Kratzende, rutschende Wollstrumpfhosen

Was kann ich tun?
Ab nach Hause, Mutti!

Fotosensibilität | *lat.: rocky horror picture show*

Beschreibung:
Die Angst vor dem eigenen Lichtbild

Auslöser:
Digitalkamera

Komplikationen:
- Verklärten früher Grobkörnigkeit, Unschärfe und Überbelichtung das eigene Porträt, lässt sich heute dank 5 Megapixel, Autofokus und Belichtungssteuerung jede Pore ohne Schärfeverlust auf Posterformat vergrößern.
- Waren früher nur Geburt, Hochzeit, Konfirmation und spanischer Sonnenuntergang erinnerungswert, wird nun jedes Im-Nachthemd-in-die-Küche-Gehen-und-sich-eine-Wurstsemmel-Schmieren für die Nachwelt verewigt.
- Wurden Fotos früher nur zu Weihnachten aus dem Wohnzimmerschrank geholt und im engsten Kreis gezeigt, werden sie nun unversehens von Freunden auf Facebook oder Myspace getaggt oder tauchen aus mysteriösen Gründen bei Google auf, so dass man auch in Tokio sehen kann, wie man in Stuttgart alt aussieht.

Einzige Chance:
Postproduktion

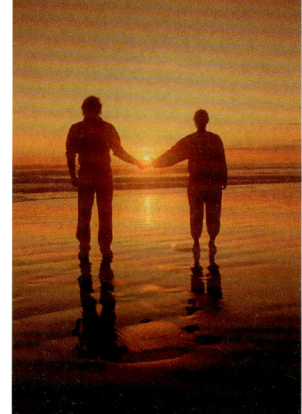

*Wohltuende Schwammigkeit:
Danke, PORST-126-S-Kamera
ohne 5 Megapixel, Autofokus,
Zoom und Belichtungssteuerung!*

Fracksausen | *lat.: schicki tricki*

Beschreibung:
Die Angst männlicher Ü-30er, sich in Schale zu werfen

Mögliche Symptome:
- Bei jeder Einladung, auf der um festliche Kleidung gebeten wird, verfällt der Ü-30er in lautes Stöhnen, Augenrollen und Lamentieren über den spießigen Zwang, sich zu verkleiden.
- Der Ü-30er hält »cravate noire«, »habit noir« und »white tie« für die Auflistung des Menüs, brüstet sich damit, dass er keine Ahnung hat, wie man eine Krawatte, geschweige denn: eine Fliege, bindet und berichtet stolz, wie viele Stunden/Tage/Wochen er gebraucht hat, um den zerknüllten kleinen Knoten unter seinem Kinn hinzukriegen.
- Trotzig verweist der Ü-30er auf Turnschuhminister, alternde Rockstars und andere unvorteilhaft mit Sakko, Jeans und Turnschuhen bekleidete 68er: »Geht doch!«

Folgen:
Der Ü-30er sitzt mit kneifendem H&M-Anzug, hellrosa Hemd und rosa Krawatte eine Stunde lang wie ein vergessener Riesenpenis an der Festtafel, bis er mit Bratensoße und Prosecco so bekleckert und abgefüllt ist, dass er völlig vergessen hat, wie er sich fühlt, wie er aussieht und wie er heißt.

Futterleid | *lat.: zero cal*

Beschreibung:
Durch die Einnahme kalorienreduzierter und kohlehydratarmer Diät-Lebensmittel verursachte Miesepetrigkeit

Auslöser:
Deutschland sucht den Strich in der Landschaft.

Spezifische Ausprägungen:
Cola Leid, Margarine Leid, Butter Leid, Käse Leid, Wurst Leid, Marmelade Leid, Nutella Leid, Erdnussbutter Leid, Honig Leid, Milch Leid, Joghurt Leid, Quark Leid, Pudding Leid, Nudeln Leid, Pizza Leid, Pommes Leid, Eiscreme Leid

Mögliche Folge A:
Der Ü-30er hält sich eisern an seine Low-Carb-, Low-Cal-, Low-Fat-Produkte und kriegt vom Schielen auf den Nachbarteller einen steifen Nacken und wirklich sehr schlechte Laune.

Mögliche Folge B:
Der Ü-30er hält sich eisern an seine Low-Carb-, Low-Cal-, Low-Fat-Produkte, isst aber dafür dreimal so viel wie sonst und kriegt vom Blick auf die Waage wirklich sehr, sehr schlechte Laune.

Garantierte Folge C:
Rapide Gewichtsabnahme des Portemonnaies.

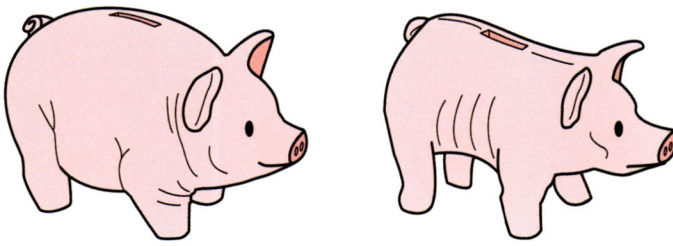

Das beeindruckende Resultat nach zehn Wochen Futterleid

Geizgeilheit | *lat.: dagobert duck*

Beschreibung:
Beschwerden bei Ü-30ern, die aus Überzeugung sparen

Mögliche Erscheinungsformen:
- Der Ü-30er bucht nach langwierigen Online-Recherchen einen Günstigflug, zu dem er drei Stunden nach Lübeck-Blankensee fahren, seinen Wagen in einer unbewachten Schlammpfütze abstellen, die letzten Kilometer zu Fuß und mit Koffern beladen über unwegsames Gelände zum Wellblech-Flughafen zurücklegen, zwei Stunden in der Schlange vor dem einzigen besetzten Schalter vorwärtskriechen, eine Nummer ziehen und drei weitere Stunden warten muss, bis er im Miniatursitz Plätzchen nimmt und endgültig urlaubsreif in Richtung Côte d'Azur abhebt.
- Die Ü-30erin ist dank großzügiger Streuung ihrer Mail-Adresse Stammgast bei Fashion-Outlets von Wimmersbüll bis Irschenhausen, schlägt als Erste am Sale auf, fräst sich mit Tunnelblick durch Miu-Miu-Blousons, Stella-McCartney-Trainingshosen und Adidas-Sneakers zu 70% Rabatt und kommt Stunden später mit stechenden Kopfschmerzen und Kleiderbügel-Striemen an den Unterarmen wieder ans Tageslicht – mit einer Beute aus der Vorjahres-Saison – eine Größe zu klein und in einem Orange, in dem die Ü-30erin aussieht wie eine Königs-Aprikose.
- Der Ü-30er sieht beim wöchentlichen Mediamarkt-Besuch einen günstigen Flachbildschirm, den er erwerben möchte, ist felsenfest davon überzeugt, dass er diesen irgendwo anders günstiger finden wird, durchstöbert daraufhin sämtliche Test- und Preisvergleich-Seiten im Internet, kauft und studiert dann die Bestenlisten aller verfügbaren HiFi-Fachzeitschriften, durchstreift alle Technikgeschäfte der Stadt, versucht es nach der Rückkehr online bei Ebay, findet das Produkt aber nirgends günstiger und muss letztendlich wieder zum allerersten Laden zurückkehren, wo ihm am Eingang der Typ in die Arme läuft, der eben das letzte Exemplar des fraglichen Flachbildschirms gekauft hat.
- Der Ü-30er hat sich von seinen Kindern erklären lassen, wie man Songs kostenlos aus dem Netz lädt, und tut dies euphorisch und mit

wachsender Geschicklichkeit, im Glauben, alle Spuren verwischt zu haben, weil er nach dem Download verdächtige Dateien in den Papierkorb gelegt hat. Ein Irrtum, über den er beizeiten vom zuständigen Strafrichter aufgeklärt wird.

Typische Trotzreaktion:
»Da kann man aber echt nix sagen, zu dem Preis!«

Behandlung:
Kann man sich sparen

Guter Rat:
Zu teuer

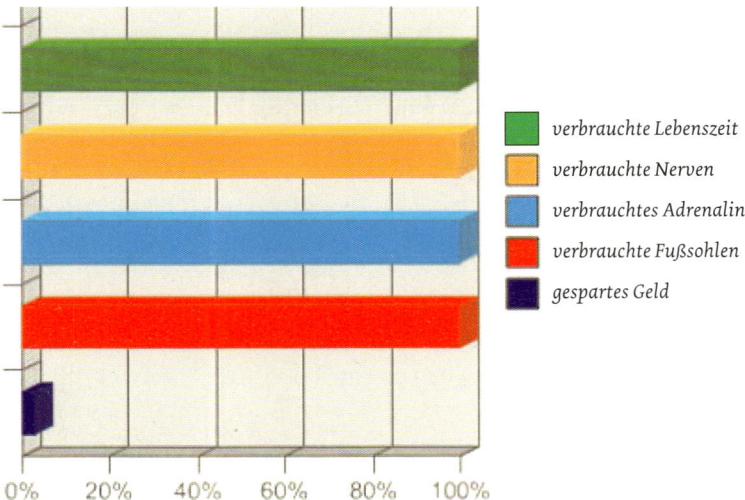

Geizgeilheit verläuft in der Regel weniger günstig als vermutet.

Gemeinbildung | *lat.: dietrich schwantnix*

Beschreibung:

Je höher der Ü-30er in der gesellschaftlichen Rangordnung steigt, desto peinlicher treten seine eklatanten Bildungslücken zutage.

Schmerzliches Auftreten:

Beim Smalltalk auf der Dinnerparty, beim Golfen mit dem Kunden und bei Trivial Pursuit

Rettende Maßnahmen:

- Täuschen Sie mit Satzfragmenten wie »Schon Goethe sagte weiland ...« oder »Wie Kant in seiner Kritik der reinen Vernunft formuliert ... « geschickt darüber hinweg, dass Sie keinen Schimmer haben, wo eigentlich dieses Georgien liegt.
- Bringen Sie das Gespräch sofort auf die persönliche, emotionale Ebene: »Ach, wenn Oma das mit den steigenden Ölpreisen noch mitbekommen hätte, die Gute!«
- Vernebeln Sie Ihren Bildungstiefstand durch das gut sichtbare Herumtragen von *Wallpaper**, *Economist* und der englischen *Financial Times*.
- Nicht kleckern, sondern klotzen! Nutzen Sie das ganze Kapital Ihres verkümmerten Restwissens. Landtagswahl in Hessen? Unruhen in Tibet? Globale Erderwärmung? Kontern Sie mit *Gallia est omnis divisa in partes tres*, der binomischen Formel und Kreuzreim, Stabreim, Paarreim!

Unbedingt beherzigen:

Bei Trivial Pursuit empfiehlt es sich, grundsätzlich nur die rosaroten Dreiecke zu wählen!

Geplatzte Träume | *lat.: trauma schauma*

Beschreibung:
Leidvolles Bewusstwerden, dass die große Zukunft hinter einem liegt

Schmerzliche Prognose:
Man wird im verbleibenden Leben sehr wahrscheinlich nicht mehr König des Fußballs, Göttin des Laufstegs, Meister des Films, Fürst der Malerei oder König des Rock 'n' Roll werden.

Aber das ist noch drin:
- Fürst der Schraubenschlüsselherstellung
- Greta Garbo der Dachfensterinstallation
- Leuchtturm des Einwohnermeldeamts, Stock 2, Zimmer 231
- Die große alte Dame der Baufinanzierungsbewilligung
- Quasar, der 2000 Fingernägel manikürt
- Großer Meister, dem jede Zahnreinigung gelingt
- Großer Hirte des Strähnchenfärbens und Stufigschneidens
- Der Grandseigneur des Heizungablesens
- Der David Copperfield des Steckrübenanbaus

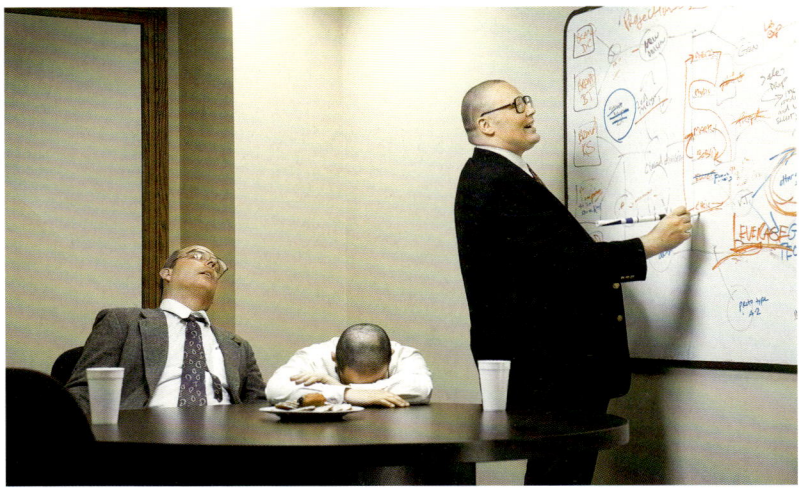

Der Virtuose der Jahresabschluss-Bilanz-Erstellung

Geschmacksnervensäge | *lat.: style pope*

Beschreibung:

Ü-30er, die furchtbar stolz auf ihren erlesenen, im Lauf vieler Jahre gereiften und kultivierten Geschmack sind und ihn deshalb zum Maßstab aller Dinge erklären

Mögliche Symptome:

- Beim Durchforsten einer fremden CD-Sammlung findet der Ü-30er eine CD (James Blunt, Tokio Hotel, Xavier Naidoo), die unverzüglich ausschließt, dass er mit der Besitzerin jemals Geschlechtsverkehr haben wird.
- Bei der Übernachtung im Landgasthaus (orange gewischte Wände, helle Nappaledersessel, Laminat-Fußboden) kann der Ü-30er sich nur durch übermenschliche Selbstkasteiung davor bewahren, das Mobiliar zu Kleinholz zu verarbeiten, die Wände eigenhändig neu zu verputzen und den Boden mit dem Schwingschleifer abzuschmirgeln.
- Der Ü-30er bekommt zum Geburtstag ein Gemeinschaftsgeschenk (Telefonhörer fürs Handy, Erwachsenenpuzzle, Hot Dog Maker) und sieht sich daraufhin gezwungen, sämtliche Kontaktdaten der Schenkenden, der Freunde der Schenkenden und der Freunde der Freunde der Schenkenden zu löschen.

Befund:

Geschmacklos!

Gesichtsmaske | *lat.: madame tussaud*

Beschreibung:

Erscheinung bei Ü-30erinnen, die ihrem Alter nach ein Gesicht aus dem Pleistozän haben müssten, aber dank Botox und Kollagen das Aussehen einer 20-Jährigen konservieren

Mögliche Ausdrucksformen:

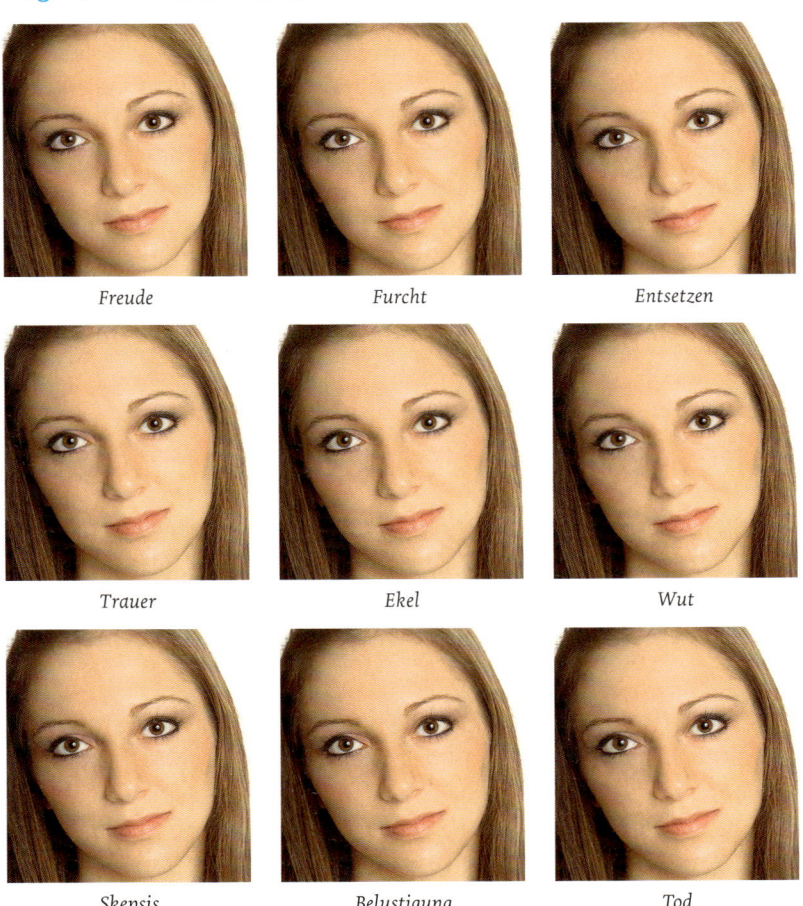

Freude	*Furcht*	*Entsetzen*
Trauer	*Ekel*	*Wut*
Skepsis	*Belustigung*	*Tod*

Gesichtsschwankung | *lat.: dr. jekyll / mr. hyde*

Beschreibung:
Extreme Höhen und Tiefen im Aussehen von Ü-30ern

Erscheinungsbild, Tag X:
Der Ü-30er ist das blühende Leben. Seine Haut liegt feinporig über den straffen Gesichtszügen, die rosigen Lippen sind zum humorvollen Lächeln geschwungen, die schneeweißen Zähne reihen sich makellos aneinander wie Perlen an einer Schnur, die von dichtem Wimpernkranz umsäumten Augen sind glänzend, der Blick ist klar und von geheimnisvoller Tiefe. Das volle Haupthaar fällt geschmeidig über die gut definierten Schultern, an die sich ein perfekt durchtrainierter Oberkörper fügt. Der Bauch ist glatt und hart, der feste, schmale Po geht in Endlos-Beine über, deren Gang kraftvoll wie der eines jungen Panthers ist.

Erscheinungsbild, Tag Y:
Der Ü-30er sieht aus wie Frankenstein nach der Begegnung mit einem Laubhäcksler – weil er gestern einen Prosecco zu viel getrunken, seine Q10-Creme vergessen oder die falsche Hose angezogen hat.

Behandlung:
Heute hot, morgen hüüü.

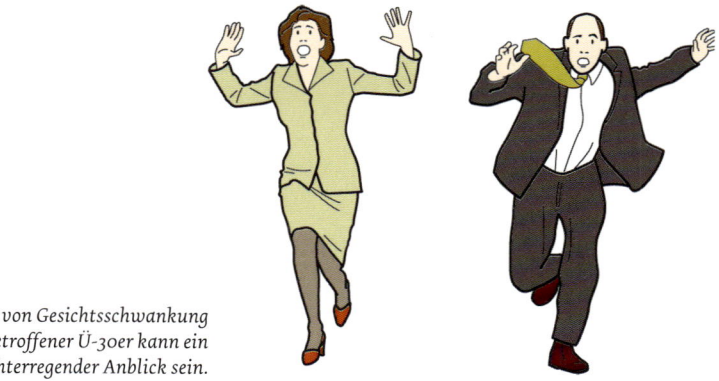

*Ein von Gesichtsschwankung
betroffener Ü-30er kann ein
furchterregender Anblick sein.*

Gift und Galle | *lat.: statler et waldorf*

Beschreibung:
Feindliche Absonderungen gegenüber allen Lebensformen, denen man selbst aus gesundheitlichen, partnerschaftlichen, finanziellen oder ästhetischen Gründen entsagen muss

Mögliche Beschwerden:
- Leidenschaftliches Runterputzen von vereinzelten, schüchtern unter Heizpilzen oder auf Balkonen kauernden Rauchern
- Unerbittliches Abkanzeln des verheirateten Kollegen, der auf der Firmenfeier unter Einfluss von Kräuterschnaps und Schlagermusik mit der Neuen aus der Buchhaltung eng umschlungen Tango tanzt
- Hemmungsloses Herziehen über den knappen Mini der 20-jährigen, gut proportionierten Nachbarstochter
- Schweigendes Missbilligen des Bekannten, der zum Biogemüse-Grillausflug arglos seine bei Edeka an der Fleischtheke erstandene Nürnberger Bratwurst auspackt
- Pikiertes Abwenden von den reichen Russen, die am Nebentisch fröhlich Champagner-Korken knallen lassen

Begleiterscheinung:
Ausschüttung von Moralinsäure

Verlauf:
Ätzend

Glotzeritis | *lat.: starsky & quatsch*

Beschreibung:
Alte TV-Serien aufwärmen

Symptome:
- Bei jeder Zusammenkunft lenkt der Ü-30er das Gespräch auf das Thema »Tolle TV-Serien aus unserer Jugend«.
- Der Ü-30er leitet intensive wie nervenaufreibende Nachforschungen nach DVDs seiner Kindheitsfilme ein und stöbert zu seiner großen Freude schließlich die abgegriffene Folge 345 von »Petrocelli« und die gesamte, mit Achtziger-Jahre-Camcorder vom Bildschirm abgefilmte »Alf«-Serie bei ebay Rumänien (OmU mit rumänischen Untertiteln) auf.
- Der Ü-30er lädt alle Freunde, Bekannten und seine Kinder zum großen Nostalgie-TV-Abend mit Käseigel und Mon Chéri.

Folge 1:
Die Kinder des Ü-30ers bocken, weil sie lieber den neuen »Dragon Knight 4-ever«-Manga sehen würden.

Folge 2:
Die Freunde und Bekannten wären wahnsinnig gerne gekommen, sind jedoch leider verhindert (Bügelwäsche erledigen, Fahrrad putzen).

Folge 3:
Der Ü-30er sitzt alleine vor dem DVD-Rekorder und übersieht tapfer die langsamen Schnitte, altbackenen Witze und altmodischen Pullunder.

Obacht:

Falls der Betroffene in der Unterhaltungsbranche arbeitet und genügend auf dem Konto hat, wird er in der Regel ein furchterregendes Remake drehen.

Goethe-Schwellung | *lat.: biblio viel*

Beschreibung:
Unkontrolliert wuchernde Stapel von Büchern, die man in diesem Leben mit Sicherheit nicht mehr lesen wird

Ursache:
Der Ü-30er hält alles, was zwischen zwei Buchdeckeln klebt, für heilig und kann deshalb weder das Chemiebuch aus der 7. Klasse noch die dösigste Urlaubslektüre wegwerfen.

Risiken und Nebenwirkungen:
- Kreuzschaden von all den Umzügen mit Hunderten von tonnenschweren Schwarten
- Böse Stürze beim Versuch, ein Buch aus dem obersten Regalfach zu angeln
- Nackenschmerzen vom allabendlichen Buchrückenstudieren, um dann doch mit der *Gala* ins Bett zu gehen
- Schamesröte, wenn jemand beim Inspizieren des Bücherregals *Die Möwe Jonathan* oder *1000 Blondinen-Witze* entdeckt

Empfohlene Behandlung:
Der Altpapier-Container, Entrümpel-Verlag, 0,- €

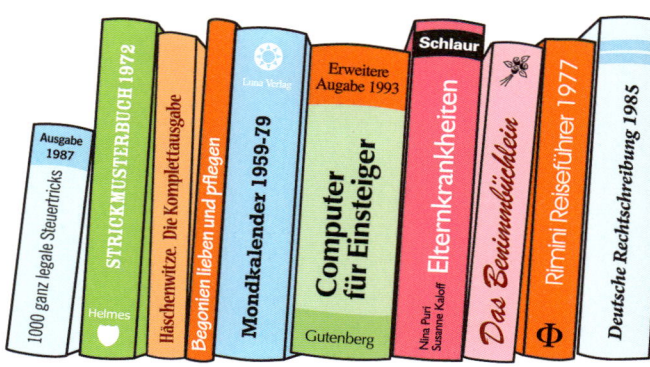

Ein Eldorado für Feingeister: das Ü-30-Bücherregal

Gold-Grübchen | *lat.: project x*

Beschreibung:

Ständiges Ausbrüten und Herausposaunen von genialen Geschäfts-ideen, die das Zeug haben, so erfolgreich wie Google oder Youtube zu werden. Mindestens.

Auslöser:

Der Wunsch, auf den letzten Metern doch noch Milliardär zu werden

Mögliche Erscheinungsform:

Die Versicherung gegen Schwarzfahren. Das Diätpflaster. Die Koffein-Seife. Der Ladebagger-Urlaub. Das Mutter-Kind-Café. Das Kleider-tausch-Portal. Das Rollstuhlfahrer-Restaurant. Der Demonstranten-Mietservice. Die Designer-Krücken. Der Luxustaschen-Mietservice. Die Leihagentur für Kinder auf Probe. Die Mailadresse des Weihnachts-manns. Das Grab-Handy. Der Hochzeitsring-Sarg. Die Zeitschrift für Patchwork-Familien. Der Handy-Dienst, der Tore des Lieblingsvereins smst.

Euphorische Diagnose:

Das müsste man, könnte man, sollte man mal machen. Echt!

Ehrliche Diagnose:

Muss man nicht, kann man nicht, soll man nicht. Echt nicht.

Google-Hupf | *lat.: ego-therapie*

Beschreibung:
Überschäumende Euphorie beim Googeln

Ursache:
Dem Ü-30er, der überprüfen möchte, welche Spuren sein bisheriges Lebenswerk hinterlassen hat, ist es nicht nur gelungen, den eigenen Namen anzugoogeln, sondern dabei eine erfreuliche Trefferquote zu landen und sogar ein Foto von sich selbst zu finden.

Folge:
Übermütig geworden, googelt der Ü-30er nun auf höherem Niveau weiter, indem er seinen Namen mit zusätzlichen positiven Attributen anreichert: Sabine Schmidt sexy. Sabine Schmidt Nobelpreis.

Begleiterscheinung:
Eine besonders hohe Trefferquote führt zu einem *Google-an-die-Decke-Hupf*.

Risiken:
Ein Google-Hupf kann im Extremfall darin gipfeln, dass der betroffene Ü-30er versucht, einen Wikipedia-Eintrag über die eigene Person zu verfassen!

Komplikationen:
Dies scheitert in der Regel am technischen Unverständnis.

Gramma-Tic | *lat.: sick*

Beschreibung:
Manisches, mit den Jahren zunehmendes Korrigieren der Ausdrucks-
weise anderer Leute

Mögliche Ausdrucksformen:
- Es heißt »eben« nicht »ebend«.
- Filetieren schreibt man mit einem t.
- Man schreibt »leid sein«. Nicht »leidsein«.
- Es heißt »er habe«, nicht »er hätte«!
- Es muss »anscheinend« heißen – nicht »scheinbar«.
- Man sagt »geschlossenes Messer«, nicht »zues Messer«.
- Es heißt »wegen des Getues«. Nicht »wegen dem Getue«.

Begleiterscheinungen:
- Erhobener Zeigefinger
- Erhobene Augenbrauen
- Erhobene Stimme

Unvermeidliche Erscheinung:
Der Dativ ist dem Genitiv sein Tod.

Reaktion:
Der Ü-30er wird nicht müde anzumerken, was man hier, da und dort
scheinbar falsch gesagt hätte, bis es alle leidsind und jemand aus der
Runde ihn endlich wegen seinem oberlehrerhaften Getue mit aufem
Messer und zwei t filettiert.

Diagnose:
Ebend!

Grauer Nichtstar | *lat.: otto normal*

Beschreibung:
Schwindende Hoffnung, dass man jemals in seinem Leben eine Oscar-Dankesrede halten wird

Mögliche Ersatzhandlungen:
- Ich danke meinen Eltern, ohne die ich niemals Verwaltungsfachangestellter geworden wäre.
- Die Hamburger-Verkehrsverbund-Jahreskarte zu bekommen, ist eine Ehre und ein großer Moment für mich, auf den ich mein ganzes Leben hingearbeitet habe.
- Mit der Überreichung der Abgas-Sonderuntersuchungs-Plakette geht für mich ein Traum in Erfüllung.
- Ich kann es gar nicht fassen, dass ausgerechnet ich hier stehe und die Goldene Miles & More Karte in Empfang nehmen darf.
- Tages-Siegerin im Club-Robinson-Seniorinnen-Tischtennis geworden zu sein, erfüllt mich mit tiefem Stolz, aber auch mit Demut.
- Mir fehlen die Worte, um zu beschreiben, was diese Vodafone-Bonus-Punkte für mich bedeuten.
- Ohne all die wunderbaren Kollegen und Kolleginnen an meiner Seite wäre dieser Apfelstrudel niemals ein solcher Erfolg geworden!
- Diese Edeka-Kundenkarte geht an all die wunderbaren, einzigartigen Menschen, die sie genauso verdienen wie ich.

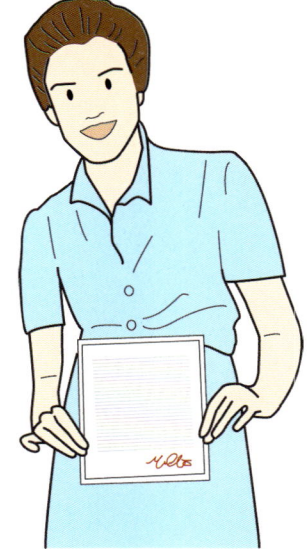

Das ist der schönste Wüstenrot-Bauspar-Tag in meinem Leben. Ich liebe euch alle.

Grüner Daumen | *lat.: fickus benjaminus*

Beschreibung:

Ü-30er, die die Schönheit der Natur entdecken

Ursache:

Bewusstwerden der eigenen vergänglichen Natur

Mögliche Symptome:

- Der Ü-30er, der bisher Mühe hatte, eine Yucca-Palme von einem Kaktus zu unterscheiden, und dem jeder wilde Löwenzahn dahinwelkte, wird zum euphorischen Botanik-Experten, der die Namen aller heimatlichen Blumen, Bäume und Sträucher fehlerfrei aufsagen kann und exakt über Aufzucht und Pflege von Camelia japonica, Hydrangea macrophylla und Malva moschata informiert ist.
- Der Ü-30er verbringt seine Samstagvormittage im Baumarkt und kommt stets schwer beladen mit Gartengeräten, Dünger, Blumenerde und Schädlingsbekämpfungsmitteln nach Hause.
- Der Ü-30er wird eifriger Nutzer von gartenweb.de, wo er unter dem Pseudonym »Gartenhexe«, »Amarillo« oder »Kameliendame« botanische Sorgen bespricht oder mit elterlichem Stolz Fotos seiner Sprösslinge herumzeigt.
- Kein Besucher kommt drum herum, zarte Blüten, stolze Blätter und gesunde Stiele der kleinen Lieblinge ausgiebig bewundern und kommentieren zu müssen.

Grunzdebilität | *lat.: hö? mmmh mmmh.*

Beschreibung:
Wortloses, gegenseitiges Verstehen innerhalb von Beziehungen, die schon viele Jahre Bestand haben

Symptome:
Hmm-Hmm.

Begleiterscheinungen:
Mmmmmmmm.

Verlauf:
Mhmmm-Mhmmm.

Komplikationen:
Nn-Nn.

Häh?
Nnnn-Nnnn!!!

Chance:
Hmpff.

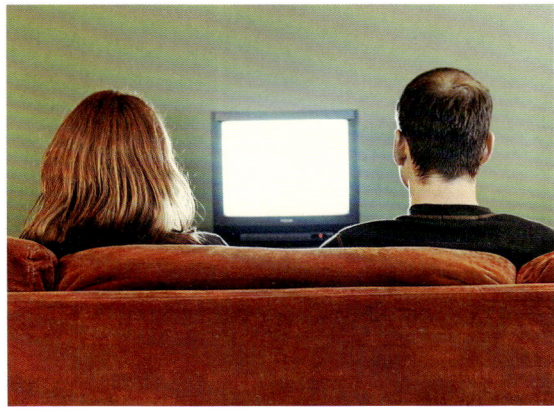

Im fortgeschrittenen Stadium der Grunzdebilität nimmt nicht nur die Kommunikationsfreude, sondern auch die Bewegungsfreude ab. Dieses Ü-30er-Paar sitzt schon seit 1992 regungslos auf dem Sofa.

Gruppenkoller | *lat.: come together*

Beschreibung:

Aufgrund der wachsenden Zahl von Freunden, Bekannten, Nachbarn, Kollegen, Verwandten, Freunden von Nachbarn, Bekannten von Kollegen, Verwandten von entfernten Bekannten, Ex-Kollegen von entfernten Bekannten von Verwandten und Ex-Freunden von entfernten Bekannten von früheren Nachbarn von alten Kollegen ist der Ü-30er nie alleine.

Mögliche Symptome:

- Beim morgendlichen Brötchenholen muss der schlaftrunkene, verkaterte und maulfaule Ü-30er alle zwei Meter stehen bleiben, um jeden vom Friseur über den Gemüsetürken, den im Gänsemarsch marschierenden Kindergartentrupp und die Blumenhändlerin bis zum Müllmann mit strahlendem Lächeln und schmissigem Smalltalk zu erfreuen.
- Beim Urlaubsflug trifft der unrasierte, unfrisierte und mit eisbekleckerten Hawaii-Bermudas und Freizeitsandalen bekleidete Ü-30er schon in der Abflughalle auf mindestens fünf tadellos bekleidete Geschäftspartner.
- Beim außerehelichen Tête-à-Tête im Landhotel winken die Gäste vom Nebentisch, die Sauna-Mitbenutzer staunen, wie klein die Welt ist, und Waldspaziergänger richten liebe Grüße an Frau und Kinder aus.
- Beim Geburtstagsfest im Freundeskreis besteht ernsthafte Gefahr, eingequetscht oder zertrampelt zu werden.

Vervielfachung der Komplikationen:

Facebook, Xing, MySpace, studiVZ (Siehe: Vitamin-B-Sucht)

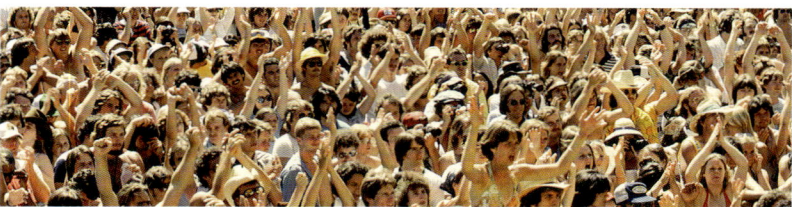

Der engere Freundeskreis eines mit Gruppenkoller infizierten Ü-30ers

Guggenheimer | *lat.: arty farty)*

Beschreibung:
Plötzliche Mutation des Ü-30ers zum Kunstsammler

Mögliche Symptome:
- Der elitäre Kunstsammler jettet zum privaten Dinner bei Damien Hirst, Jeff Koons oder Gerhard Richter, kauft aus einer Champagnerlaune heraus »All you need is love«, »Michael Jackson and Bubbles« oder »Wolkenstudie« und schenkt es seinem Lebenspartner/seiner Lebenspartnerin statt Jacht, Cartier-Uhr oder Rennpferd zum Geburtstag.
- Der arrivierte Kunstsammler düst von Art Basel zu Biennale zu Documenta, kauft aus einer Sektlaune heraus ein Polaroid von Gursky, eine Skizze von Neo Rauch und eine von Jonathan Meese bemalte Serviette und stellt alles im Foyer des eigenen Firmengebäudes aus.
- Der ambitionierte Kunstsammler lässt sich auf die Verteilerliste aller Galeristen und Fotorepräsentanten setzen, muss bei Proseccolaune feststellen, dass die Kunstwerke des auf der Vernissage anwesenden, weithin unbekannten Künstlers ihm zu teuer sind, kauft zum billigen Trost eine 80 x 110 signierte Stephanie-Schneider-Fotografie bei Lumas und hängt sie in die Diele.
- Der Otto-Normal-Kunstsammler sieht beim Schlangestehen in der Bankfiliale die Ausstellung »Niederländische Frühlingsimpressionen«, fährt am Samstag zu IKEA, holt sich aus einer Selterslaune heraus IKEA PREMIÄR »Tulpe vor grünem Hintergrund«, 140 x 200, für 79,90 € und nagelt sie über den Küchentisch, wo vorher »Vespernde Bauarbeiter auf schwebendem Metallbalken« hingen.

Gefahr:
Platzende Kunstblase

Habt-Acht-Stellung | *lat.: au weia*

Beschreibung:
Zunehmende Vorsorge und Übervorsorge

Ursache:
Man hat schon Pferde kotzen sehen!

Symptome:
- Der Ü-30er ertappt sich plötzlich dabei, wie er beim Hinabsteigen zweistufiger Treppen das Geländer umklammert, Brücken nur nach der gründlichen Inspektion von Material und Baudatum überquert und beim ersten Regentropfen Ende August die Winterreifen montiert.
- Der Ü-30er macht vor jeder Bewegung Dehnungs- und Aufwärmübungen und Massagen.
- Er nagelt eine Liste aller Notrufnummern an die scheunentorgroße Hausapotheke im Bad und pflastert die Wohnung mit Schlössern, Riegeln, Rauchmeldern, Alarmanlagen und Sicherheitsgriffen.
- Ohne Schutzhandschuhe, Schutzhelm und reflektierende Weste schmeißt der Ü-30er nicht mal die Rotoren des Milchschäumers an.

Diagnose:
Sicher ist sicher.

Nicht zu unterschätzende Risiken:

Sich beim Müsli-Essen den Kiefer ausrenken, beim Würfelspiel das Handgelenk brechen, gähnen und sich dabei die Mundwinkel aufreißen

Achtung, scharfe Papierkante!

Handtaschenfimmel | *lat.: it bag*

Beschreibung:

Noch vor den Grundbedürfnissen nach Sauerstoff, Nahrung, Trinkwasser, Schlaf, Sicherheit, Liebe und Sexualität steht das Bedürfnis nach der angesagten Handtasche.

Erscheinungsform:

Riesig, wulstig, scheußlich und mit Tausenden von Applikationen, Bändern, Kordeln, Riemen, Nieten, Perlen, Schnallen, Innenfächern, Außenfächern, Fransen und Verschlüssen

Schmerzliche Begleiterscheinungen:

- Die Anschaffung kostet so viel wie ein gebrauchter Kleinwagen.
- Das Tragen führt zu rötlichen Schulter-Striemen, Gliederschmerzen und Gleichgewichtsstörungen.

Was mache ich bei einer Infektion?

Einpacken

Tipp: In Dubai, Bangkok oder Murmansk gibt es original italienische Designer-taschen von Armahni, Guccy oder Prada Singh zum günstigen Preis.

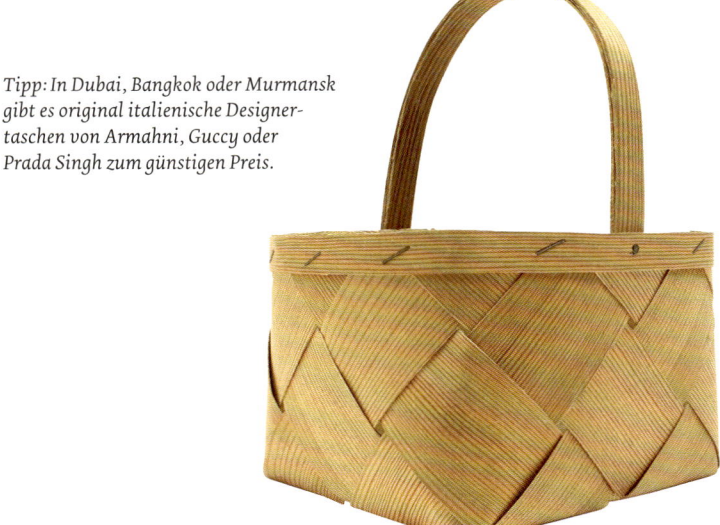

Hautalterung | *lat.: lederstrumpf*

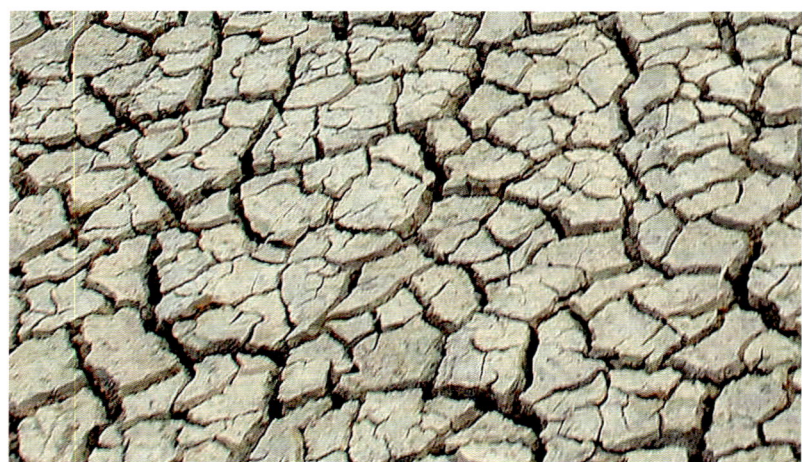

Wüste Gobi

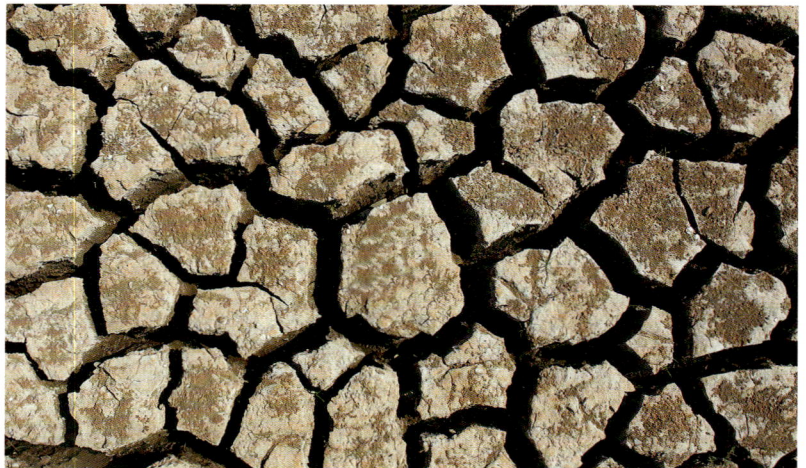

Ü-30-Haut

Diagnose:

Genug gesagt

Heimeinrichtungskrampf | *lat.: home suite home*

Beschreibung
Krankhaftes Streben nach dem perfekten Zuhause

Mögliche Symptome:
Statt einfach die Füße hochzulegen und gemütlich ein Bier vor dem Fernseher zu zischen, gestaltet der Ü-30er Räume, setzt Akzente, zaubert Effekte, beleuchtet Nuancen, verwirklicht Visionen, betont Details, kreiert Harmonien, erzeugt Tiefe, gibt einen urbanen Touch, suggeriert Weite, bricht Flächen, inszeniert Stimmungen, setzt Glanzlichter, erweitert Horizonte, erweckt Atmosphäre, schafft Verbindungen, mixt Stile, vereint Kontraste, zitiert Trends, greift Linien auf, optimiert Proportionen, definiert Grenzen, provoziert Dynamik, konzipiert Extravaganz, spielt mit Licht, bringt zur Geltung, entwirft Oberflächen, verziert, dekoriert, kombiniert, modelliert, strukturiert, konstruiert, stilisiert, garniert, illuminiert, arrangiert, marmoriert, unterstreicht, designt, formt, veredelt, schmückt, stylt, verschönert, gliedert, unterteilt, trimmt, prägt, schnitzt, meißelt, schleift, streicht, lackiert, schmiedet, drechselt, fliest, kachelt, verlegt, verschalt, restauriert, renoviert, saniert, montiert, klebt, klöppelt, bestickt, rüscht, rafft, bezieht, unterfüttert, staffiert, grenzt ab, hebt hervor, peppt auf, fügt an, passt ein, rundet ab, frischt auf, funktioniert um, fasst ein, stellt auf, stellt um, hängt auf, hängt um.

Folgen:
My home is my castle.

Obacht:
Schuhe aus, nichts dreckig machen!

Heinzelmännchen-Syndrom | *lat.: home robot*

Beschreibung:
Wachsende Ansammlung von Haushaltshilfen

Mögliche Auswüchse:
Elektrischer Entsafter, Kaffeeautomat, Brotbackautomat, Tischstaubsauger, elektrischer Besen, Eierkocher, Brotschneidemaschine, Eismaschine, Pfannkuchenmacher, Reiskocher, Hotdogmaker, Fritteuse, Donutmaker, Smoothie-Maker, elektronische Zitronenpresse, Plattengriller, elektrischer Wok, Pralinenherstellset, Zuckerwatte-Maschine, Eiswürfelmaschine, Schokoladenbrunnen, Sandwichtoaster, Teigrührmaschine, Waffeleisen, elektrisches Messer, Minibackrohr, Raclette-Garnitur, Fondueset, Popcornröster, Bügelpresse, elektrischer Dosenöffner, Folienschweißgerät, Getreidemühle, Schuhputzmaschine, elektrische Schälmaschine, Sprudelmaschine

Erster Befund:
Echt praktisch!

Zweiter Befund:
Echt eng hier!

Verlauf:
Der Ü-30er führt das Wunder der Technik ein einziges Mal unter den staunenden Blicken von Freunden, Familie und Nachbarn vor, dann ebbt die Begeisterung für das Gerät schlagartig und für immer ab, nachdem er es zwecks Reinigung in seine 100 Einzelteile zerlegen musste.

Folge:
Dachbodenverstopfung

Heizpilz | *lat.: tedesco alla griglia*

Beschreibung:

Wild grassierende und mit hohen Temperaturen einhergehende Ausbreitung von Saufkulturen unter freiem Himmel

Ursache:

Im gehobenen Alter gehen Durchblutungsstörungen und der Wunsch nach ewigem Frühling Hand in Hand.

Betroffene Gebiete:

Gehsteige, Biergärten, Terrassen, Rathausplätze

Mögliche Symptome:

- Von Heizpilz betroffene Ü-30er leiden unter Verbrennungen ersten Grades im Gesicht sowie Unterkühlung der unter dem Tisch befindlichen Körperregionen.
- Umliegende Bewohner haben rund um die Uhr lärmendes Geplapper, Musikfetzen und Tellerklappern in den Ohren.
- Erhitzte Gemüter und flammende Diskussionen bei Umweltorganisationen
- Platte Füße beim befallenen Wirt

Diagnose:

Es gibt kein schlechtes Wetter, es gibt nur schlechte Heizpilze.

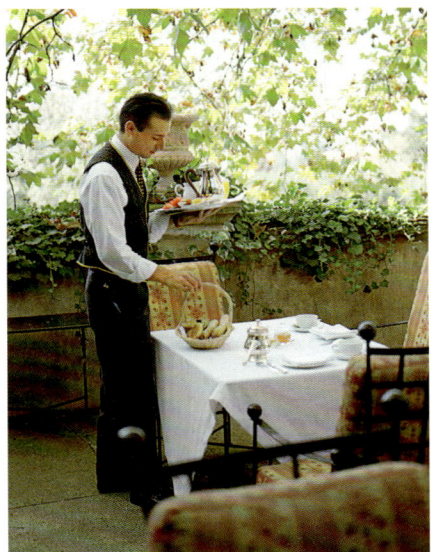

*Aufgrund Draußenservierens
bei arktischen Temperaturen
erfrieren Kellner häufig mitten
in der Bestellung zu Eis.*

Herzkasper | *lat.: flirt.de*

Beschreibung:

Ü-30er, die online nach der großen Liebe suchen

Ursache:

Da der alleinstehende Ü-30er in der Regel nur Paare, Familien und seinen Therapeuten kennt und die Einladungen zu Partys, Theaterpremieren und Vernissagen an einem Finger abzählen kann, sucht er sein Liebesglück im Netz.

Verlauf:

Unter Überwindung einiger technischer Hürden erstellt der männliche Ü-30er ein persönliches Profil (ohne Lichtbild), in dem er Körpermaße, berufliche Stellung und charakterliche Vorzüge bis zur Unkenntlichkeit beschreibt und verkündet: »Morgenlatte 666 sucht sympathische Frau mit nettem Charakter für gemeinsame Interessen«. Die weibliche Ü-30erin (Kuschelkatze) stellt kommentarlos ein weichgezeichnetes, zehn Jahre altes Foto in ihr Profil, epiliert sich die Beine und wartet.

Nach den ersten schüchternen und ungelenken, mit Smileys gespickten Dialogversuchen mit den in Frage kommenden Partnern (»Na, biste auch noch wach? ;-) Lol *ggg* …« »Was hältst du von Oralverkehr? LOL *ggg* ›grins‹«) verdichtet sich der Kontakt und kulminiert in einem abendlichen Date in einer Bar, bei dem beide hoffen, niemanden aus dem Bekanntenkreis zu treffen.

Das Date verläuft perfekt, beide verstehen sich auf Anhieb blendend, teilen den gleichen Humor, die gleichen Interessen, die gleichen Anschauungen. Ein zweites Date scheitert wegen Terminschwierigkeiten. (Zu dicker Hintern / zu kurze Finger)

Neue Chance:

»›TanzDasLeben‹ Guter Name ;-) Hast du große Brüste? Lol *ggg* Zuzwinker …«

Äußere Reaktionen:

Freunde und Bekannte des Ü-30ers geben sich nach außen liberal und fortschrittlich bezüglich seiner Online-Flirt-Aktivitäten: »Finde ich super, das machen doch jetzt ganz viele, warum auch nicht?«, um den Ü-30er dann hinter seinem Rücken ausgiebig zu bedauern und zu belächeln, weil er es nicht schafft, seine Bekanntschaften wie jeder normale Mensch volltrunken in der Disco zu knüpfen.

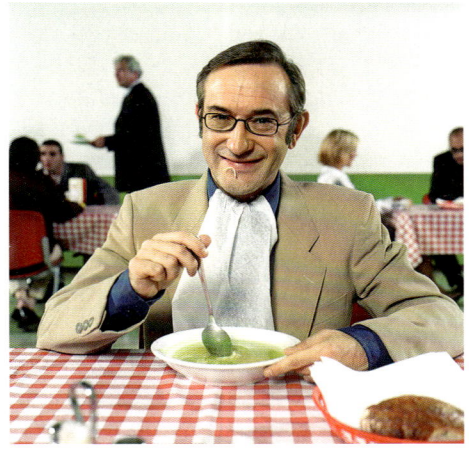

Manchmal reichen Kleinigkeiten, um eine leidenschaftlich brodelnde Online-Beziehung jäh und für immer zu beenden.

Horoskopie | *lat.: madame tessier*

Beschreibung:

Angesichts der Unzuverlässigkeit von Börsenprognosen und Wettervorhersagen spielt die Deutung von Sternzeichen eine wachsende Rolle im Leben von Ü-30ern.

Mögliche Zeichen:

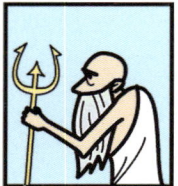

Wassermann (Aquarius) 21.1. bis 19.2. Wenn Sie noch länger mit eingezogenem Bauch am Beckenrand stehen und jungen Mädchen in den Bikini gucken, holen Sie sich eine Nierenbeckenentzündung. Pluto empfiehlt: Tierdokumentation auf arte! Berühmte Wassermänner: Ronald Reagan, Galileo Galilei, Denise Richards.

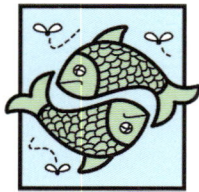

Fische (Pisces) 20.2. bis 20.3. Legen Sie sich in Meersalz und Olivenöl (Jamie Oliver, *Genial kochen*, Seite 166). Eine Steuerprüfung steht ins Haus. Jemand sagt *Sie* zu Ihnen, und Sie fragen sich, wen er wohl damit meinen könnte. Berühmte Fische: George Washington, Cindy Crawford, Albert Einstein.

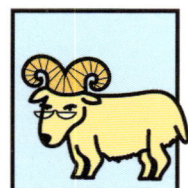

Widder (Aries) 21.3. bis 20.4. Ihre Geduld trägt Früchte. Jetzt wo keine Kinder oder Freunde der Kinder mehr im Wohnzimmer herumlungern, könnten Sie Sex auf dem Küchentisch haben. Wenn Sie noch Sex hätten. Sie bekommen die Edeka-Kundenkarte. Berühmte Widder: Otto von Bismarck, MC Hammer, Hugh Hefner.

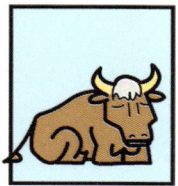

Stier (Taurus) 21.4.-20.5. Wie durch ein Wunder schmerzt ihre rechte Hüfte nicht mehr beim Aufstehen. Dafür zeigt die Waage 20 Kilo mehr an. Beherzigen Sie die Regel »Der Ü-30er ist kein Ponyhof«. Berühmte Stiere: Saddam Hussein, Stevie Wonder, Johannes Paul II.

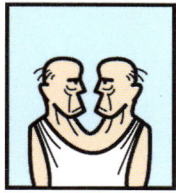

Zwillinge (Gemini) 21.5.-21.6. Anfang des Monats sind Sie ein gerngesehener Gast auf Partys. Und werden sich den Rest des Monats davon erholen müssen. Ein beiger Faltenrock weckt Ihr Interesse. Berühmte Zwillinge: Lolek und Bolek, Hanni und Nanni, die Kessler-Zwillinge.

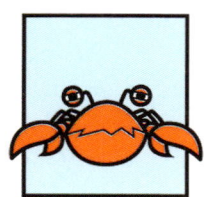

Krebs (Cancer) 22.6. bis 22.7. Ende des Monats beobachten Sie offene Sportwagen im Porsche-Showroom. Das verheißt nichts Gutes. Eine Powerpoint-Präsentation steht ins Haus. Ihr Rollkoffer geht bei einer Wellness-Reise verloren. Berühmte Krebse: Lady Diana, Imelda Marcos, Heinrich der Achte.

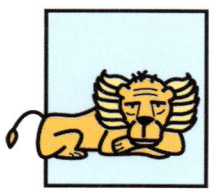

Löwe (Leo) 23.7. bis 23.8. Ein attraktiver Mensch tritt in Ihr Leben, und zwar genau in dem Moment, in dem auf Ihrer iPod-Zufalls-Playlist »I am sailing« läuft. Sie spüren den Drang, sich in Luft aufzulösen. Gießen Sie Ihre Hortensien mal wieder. Berühmte Löwen: Arnold Schwarzenegger, Napoleon, Deng Xiaoping.

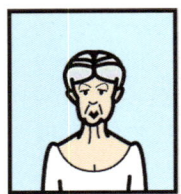 **Jungfrau** (Virgo) 24.8. bis 23.9. Lassen Sie Ihren To-do-Zettel links liegen, dann wird er sich vielleicht selbst zerstören. Hüten Sie sich vor T-Shirts mit Cartoon-Motiven. Power Pilates ist keine Lösung. Berühmte Jungfrauen: Caligula, Erich Honecker, Wolfgang Schäuble.

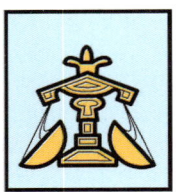 **Waage** (Libra) 24.9. bis 23.10. Beim zufälligen Blättern in einer Szene-Zeitschrift stellen Sie fest, dass Sie keine einzige Pop-Band mehr kennen und dass alles, was Sie tun, out ist. Parodontose im Anmarsch. Berühmte Waagen: Olivia Newton-John, Desmond Tutu, Groucho Marx.

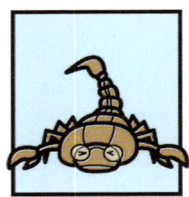 **Skorpion** (Scorpio) 24.10. bis 22.11. Sie werden in jedem Gespräch einfließen lassen, dass Sie Executive Manager der Wichtigheimer Worldwide GmbH & Co. sind. Daran ändert sich auch im Mai nichts. Ein Schönheitschirurg unterstützt Ihre Pläne. Berühmte Skorpione: P. J. Goebbels, Boris Becker, Bud Spencer.

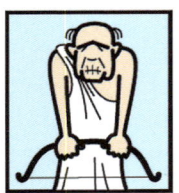 **Schütze** (Sagittarius) 23.11. bis 21.12. Denken Sie vor Ihren nächsten Ziel-Versuchen mal über eine Gleitsicht-Brille nach. Fielmann im vierten Solarkreis kann Ihnen helfen. Obacht vor der Versorgungslücke! Berühmte Schützen: Heino, Nostradamus, Christina Aguilera.

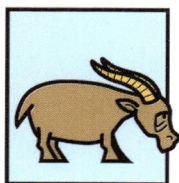

Steinbock (Capricornus) 22.12. bis 20.1. Ein Jugendlicher bietet Ihnen seinen Sitzplatz in der Bahn an. Zeit für einen Imagewechsel? Ein Bausparvertrag hält, was er verspricht. Berühmte Steinböcke: John Denver, Jeanne d'Arc, Al Capone.

Obacht:

Bedauerlicherweise sinkt die Trefferquote horoskopischer Voraussagen mit zunehmendem Lebensalter. Jüngste Erhebungen ergeben beispielsweise, dass nur noch 1 % aller Menschen über 30 Jungfrau sind und 93 % aller Ü-30er mit der Waage auf Kriegsfuß stehen. Zur exakteren Deutung der Zukunft empfiehlt es sich daher, zusätzliche Informationsquellen zu Rate zu ziehen, wie die letzten Blutergebnisse, einen aktuellen Urintest oder den Kontostand.

Humorrhoiden | *lat.: radio gaga*

Beschreibung:
Nicht mehr taufrische Frühstücksradiomoderatoren

Peinliches Auftreten:
Jeden Morgen

Beschwerden:
Pain in the ass

Akkustische Probleme:
- Hallöchen, Stefanie aus Petting in Bayern – was machst du denn grad so, höhö. (künstliches Lachen)
- Wen haben wir denn hier: Die Else aus Narrenstetten, da sach isch ma: »Helau und Alaaf, Else!« (stümperhaftes Dialekt-Nachahmen)
- Der Jens aus Busenberg, haha, da kann man ja richtig neidisch werden! (Hörbares Sabbern)

Optische Probleme:
Kann man nur erahnen

Nervensägenfaktor:
Alarmanlage x Fingernägel auf Tafel + Kreissäge^2

Lachmuskelfaktor:
Entspricht der einer kürzlich verstorbenen Flunder

Hoffnung:
- Verkehrsnachrichten
- Werbeblock
- Kurzschluss

Instandsetzung | *lat.: corpus relicti*

Beschreibung:
Der Ü-30-Körper ist eine einzige Baustelle.

Ursachen:
- Das Gesicht setzt sich nicht mehr aus Augen, Nase und Mund zusammen, sondern aus Pigmentflecken, Adern, Poren, Fältchen und Furchen, die täglich eingefettet, aufgepolstert und verspachtelt werden müssen, damit man nicht für einen chinesischen Faltenhund gehalten wird.
- Das Kopfhaar wird durch weiße Drähte bereichert, die widerborstig in alle Himmelsrichtungen zeigen. Zugleich sprießen schwarze Borsten auf Kinn und Nase, die man im Stundentakt mit leistungsstarken Pinzetten entfernen muss, will man nicht aussehen wie der Teutoburger Wald.
- Das Gebiss wird jetzt durch Füllungen, Kronen, Halbkronen, Veneers, Lumineers, Brücken, Implantaten, Retainern und Zahnstein zusammengehalten, die mit Spezialaufsätzen, Mundduschen, Zahnseiden und Bürstchen gepflegt werden müssen, damit sie beim Biss in eine Bockwurst nicht in alle Einzelteile zerfallen.
- Die Füße bestehen jetzt aus knochenharten Zehennägeln, die mit der Heckenschere geknackt werden müssen, wuchernder Nagelhaut, die mit der Schleifmaschine abgefräst werden muss, und rissigen Fersen, die Schuhe und Parkettboden zerkratzen, wenn sie nicht regelmäßig mit 12er-Papier glattgeschmirgelt werden.
- Die Schenkel schlagen beim Gehen Funken, die Arme flattern im Wind, der Busen muss mit Tauen und Haken in Stellung gehalten werden, die Taille sprengt jeden Jeansbund. Um nicht als Sumo-Ringer durchzugehen, braucht man täglich zwei Stunden Power-Pilates, Schwimmen und Hometrainer, einen täglichen Termin bei der Kosmetikerin und eine Wohnung auf der Schönheitschirurgischen Station.

Erleichternde Maßnahme:
Einer Religionsgemeinschaft beitreten, die Gesichts- und Ganzkörperbedeckung vorschreibt – wie Kapuzinermönche oder Taliban.

iSprung: | *lat.: applemania*

Beschreibung:
Infektion des Ü-30-Systems durch kalifornische Apfel-Viren

Ausbreitung:
iSprung ist hochansteckend und führt in regelmäßigen Abständen zur globalen iEpidemie.

Symptome:
Der Ü-30er starrt stundenlang unansprechbar auf kleine weiße Geräte, während er mit dem Zeigefinger Kreise zieht, Buchstaben und Zahlen drückt oder Fotos streichelt.

Wie ernst ist es?
Wenn die Unterseite des Ü-30ers warm ist und er surrende Betriebsgeräusche von sich gibt, muss er unverzüglich behandelt werden.

Behandlungsschritt 1:
Geben Sie im Audioeingang des Ü-30ers das Kennwort (Hallo) ein und tippen Sie auf »Schulter«.

Behandlungsschritt 2:
Wenn Sie mit dem System des Ü-30ers keine Verbindung aufbauen können, vergewissern Sie sich, ob er sich im Aktivitätsmodus befindet. (Die Adern pulsieren blau.)

Behandlungsschritt 3:
Drücken Sie nach Bedarf die Befehlstaste »Abendessen!«, »Altglas wegbringen!« oder »Beziehungsdiskussion!«.

Behandlungsschritt 4:
Reagiert das System des Ü-30ers immer noch nicht, unterbrechen Sie seine Stromzufuhr bzw. trennen Sie den Ü-30er notfalls mit Gewalt von iPhone, iPod oder iBook. Wenn Sie den Signalton (»Ey, du Arsch«) hören, ist der Ü-30er wieder im normalen Betriebsmodus.

Jahresnamenzwang | *lat.: anno nomini*

Beschreibung:

Der Ü-30er macht aus jedem Jahr ein ganz besonderes Jahr, indem er ihm einen Namen gibt und eine höhere Bedeutung verleiht.

Ursache:

Wer weiß, wie viele Jahre einem noch bleiben?

Typische Erscheinungsformen:

• Jahr der Frau
• Jahr des Kindes
• Jahr des Klimas

Weitere hilfreiche Erscheinungsformen:

• Jahr der unerledigten Post
• Jahr der rausgewachsenen Kupfer-Tönung
• Jahr des Mal-wieder-Mutti-Anrufens
• Weltweites Kellerausmist-Jahr
• Welt-Kündigungs-Jahr der unnützen Fitnessclub-Mitgliedschaft
• Europaweites Familienfotos-Einkleb-Jahr
• Internationales Jahr des Steuererklärungerledigens
• Europäisches Mottenstreifenbefestigungs-Jahr
• Europäisches Jahr des Parfümpröbchenaufbrauchens
• Jahr des Abgesplitterter-Yin-und-Yang-Glitzernagellack-Reparierens
• Internationales Jahr des Linke-Socken-Aussortierens
• Jahr des Staubflocken-unterm-Sofa-Wegsaugens

Risiken:

Unerledigte-Post-Festivals, Kellerausmistkonzerte, Steuererklärungsfilme, Kupfertönungs-Ausstellungen, Staubflocken-Kundgebungen

Kanal-Alterung | *lat.: senior tv*

Beschreibung:
Fernsehtechnische Bestrahlung von Ü-30ern

Möglicher Verlauf:

5.30 Uhr: Guten Morgen, Sonnenschein! Bettflüchtige begrüßen den Tag.

7.30 Uhr: Aurobic. Rhythmische Rückengymnastik.

8.30 Uhr: Ich will so bleiben, wie ich bin. Mutmachende Melodien zum Mitsingen während der morgendlichen Instandsetzungs-Arbeiten.

9.30 Uhr: Was macht eigentlich …? Madonna stellt ihr neues Kinderbuch vor, Boris Becker referiert über Erziehung, Jürgen Drews gibt einen Einblick in die Quantenphysik.

12.00 Uhr: Berlin Mitte. Fernsehserie. Folge 423: Kreativ-Direktor Jonas steht unter Schock. Aufgrund eines Briefing-Fehlers haben alle Layouts der neuen Werbekampagne das falsche Format. Moderedakteurin Adeline wird mit Innenarchitekt Bernhard erwischt. Die kleine Louise Cosima Josephine muss eine Yoga-Stunde ausfallen lassen. Muss Journalistin Marcella zur Botox-Behandlung?

12.45 Uhr: Das Koch-Massaker. Liveshow. Es wird geplaudert, gewitzelt und irgendwas mit Bärlauch gemacht. Moderatoren: Jamie Oliver, Tim Mälzer, Sarah Wiener, Johann Lafer, Eckart Witzigmann, Ralf Zacherl, Alfred Biolek und vier vollkommen unbekannte B-Promis.

14.30 Uhr: Guck mal, wie es guckt! Tierdokumentation.

16.00 Uhr: Remake-Blockbuster: Lassie, Dallas, Miami Vice & Co.

19.00 Uhr: Unnützes Wissen des Tages. Live-Schaltung in die *NEON*-Redaktion.

20.15 Uhr: Patchwürg. Life-Fernsehshow: Drei zerrissene Familien. Viele Eifersüchteleien. Eine unlösbare Sommerferien-Planung. Wer wird heute rausgewählt?

21.00 Uhr: Salam Allah. Kasachischer Autoren-Film auf arte.

23.00 Uhr: Nur der Fettabsaugungsschlauch hört mein Seufzen. Medizindrama, 2008.

00.15 Uhr: Nachtprogramm. Jürgen Domian versucht, eine Seite aus dem aktuellen *Spiegel* zu lesen, und schläft dann nach wenigen Zeilen mit offenem Mund ein.

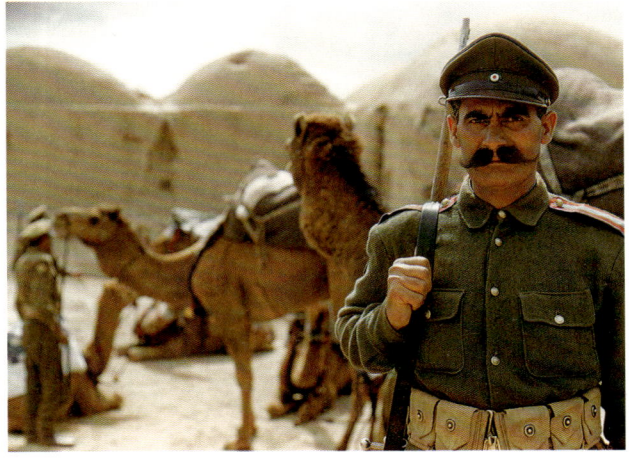

21.00 Uhr: Eine TV-Perle für Ü-30er: »Salam Allah« von Hamischrmzchalla Almachrnzmassoud. Der 1987 nicht für den Goldenen Kaftan nominierte fünfstündige Low-Budget-Autoren-s/w-Stummfilm, der weder im Inland noch im Ausland Beachtung fand und inhaltlich mit »Sex and the City« verglichen werden kann.

Kindergarten-Syndrom | *lat.: liliput*

Beschreibung:

Das mulmige Gefühl, dass alle um einen herum immer jünger werden

Mögliche Symptome:

- Missmutig mustert der Ü-30er den Fahrer des neben ihm an der Ampel wartenden 911er Porsche, der aussieht, als würde er sich die Bartstoppeln noch mit dem Handtuch abrubbeln.
- Ängstlich taxiert die Ü-30erin Stirn-Nase-Kinn-Proportionen der hausärztlichen Urlaubsvertretung, um zu entschlüsseln, ob diese überhaupt schon Volljährigkeit erlangt hat.
- Mit Argusaugen untersucht der Ü-30er das Messgewand des neuen, blutjungen Pfarrers nach verräterischen Kinder-Überraschungs-Krümeln oder Calippo-Eis-Flecken.
- Mit gerunzelter Stirn beobachtet die Ü-30erin, wie der Indie-Sänger, der ihr Sohn sein könnte, die teure Gitarre in den Verstärker rammt.

Obacht:

Sehen Sie davon ab, dem Bankberater über den Kopf zu streicheln, der Versicherungsfachfrau die Schnürsenkel zuzubinden oder dem Universitätsprofessor die Nase zu schneuzen. Auch wenn es noch so sehr in den Fingern juckt!

Balsam für die Nerven:

Iranische Mullahs, der Papst, Johannes Heesters (lebte bei Redaktionsschluss noch)

Kinderwahn | *lat.: mon chichi*

Beschreibung:
Ü-30er, deren Leben nur noch um ihre Kinder kreist

Typische Folgen:
- Die Ü-30-Eltern studieren schon vor der Inbetriebnahme von Max, Anna oder Lena alle auf dem Markt erhältlichen Ratgeber, um diese dann 24 Stunden am Tag pädagogisch wertvoll, konsequent und glutenfrei zu stimulieren, animieren, hofieren und anzustieren.
- Wochenenden werden jetzt mit Cafè Latte und Bio-Reiswaffeln am Spielplatzrand verbracht, der Jahresurlaub am flachen, verregneten, kinderreichen dänischen Sandstrand und die Nächte zu dritt im Elternbett.
- Ohne Flopsi, Prinzessin Lillifee, Teddy und Bugaboo steigen die Ü-30-Eltern niemals in den verdreckten Kombi, tragen stets fleckenübersäte Allwetter-Kleidung aus atmungsaktivem Fleece und quietschbunte Fahrradhelme.
- Die jungen Eltern foltern den gesamten Landkreis mit Präsentationen von Haarlocken, Füßchen, Milchzähnchen und Windeln des hochbegabten Sprosses, abendfüllenden Erörterungen der Kita-Platz-Problematik und Rolf-Zuckowsky-Kinderkassetten auf Lautstärke 20.

Achtung:
Baby an Bord, Baby an Tisch, Baby an Bett, Baby hier, Baby da, Baby überall

Weitere Folgen:

Siehe: *Elternkrankheiten. Der große Ratgeber,* Knaur Taschenbuch Verlag

Klatschspalte | *lat.: mamarazzi*

Beschreibung:
Fieberhaftes Interesse von weiblichen Ü-30ern am Leben der Reichen und Schönen

Erscheinung:
Wöchentlich in *Gala*, *Bunte* oder *Frau im Eimer*

Exklusive Symptome:
- Die Ü-30erin weiß schon vor dem A-, B- oder Z-Promi, dass diese schwanger ist (süßes Geheimnis), von ihrem Freund verlassen wird (trauriges Geheimnis) oder in die Betty-Ford-Klinik muss (dunkles Geheimnis).
- Die Ü-30erin leidet hautnah mit, wenn Stars und Sternchen ihre schmutzige Wäsche waschen (»Go where the pepper grows, Brad!«), sich unter den Tisch koksen und aus der schönheitschirurgischen Narkose aufwachen.
- Die Ü-30erin erwischt Sienna oder Britney beim skandalösen Oben-oder-unten-ohne-Tête-à-Tête – rein zufällig drei Wochen vor dem Start des neuen Kinofilms oder dem Release des neuen Albums.

Obacht:

Bei den verschlungenen Medien handelt es sich keineswegs um sensationslüsterne Skandalblätter, sondern um gehobene Bericht-erstattung, was schon daran zu erkennen ist, dass auch Staatsmän-ner, Adelige und Geistliche vorkommen (mit ihren Schmiergeld-affären, Inzucht-Krankheiten und sexuellen Fehltritten).

Befinden:
Glamourös

Kochwahn | *lat.: jamie oliver*

Beschreibung:
Ü-30-Pärchen, die sich gegenseitig zu aufwendigen Kochevents einladen

Verlauf:
Die Gäste werden zeitig eingeladen, damit sie Zeuge des gesamten Kochvorgangs sind.

Während die Gastgeber töpfeklappernd hierhin und dorthin eilen und im eigenen Saft schmoren, versichern sie den verlegen danebensitzenden, Campari Orange nippenden und sich nichtsnutzig fühlenden Gästen, wie unkompliziert es war, das Pauillac-Salzwiesenlamm zu schächten, abzuhängen, zu häuten, zu entbeinen, zu tranchieren, zu filetieren, in Kräuter-Bärlauch zu marinieren und mit Hilfe einer oberschenkelgroßen Pfeffermühle zu würzen.

Nach etwa vier Stunden Zubereitung kann das Essen auf den aufwendig mit Muscheln, Blüten und Gräsern dekorierten Tisch aufgetragen und von den inzwischen hochprozentig alkoholisierten Gästen eingenommen werden.

Zum Dank überschlagen sich die Gäste bei jedem Löffel vor überschwenglichem Lob, jedoch nicht ohne bösartig nachzufragen: »Jamie Oliver, *Kochen für Freunde*, Seite 84? Haben wir früher auch öfter gemacht.«

Folge:
Das demnächst einladende Pärchen ist nun in Teufels Küche, da es mit Spaghetti Bolo und Vanilleeis mit heißen Kirschen keinesfalls mehr punkten kann.

Rezepte:
Kochduell, das perfekte Dinner, Kochen bei Kerner, die Kochprofis, die Kocharena

Kreative Ader | *lat.: creativo ergo sum*

Beschreibung:
Überstrapaziertes Gefäß, das Ü-30er ständig zu kreativen Höhenflügen zwingt

Vermutlich völlig anders gemeinter Auslöser:
»Jeder Mensch ist ein Künstler.« (Joseph Beuys)

Schlimme Folgen:
- Aus jedem Geburtstags- oder Abschiedsgeschenk in der Firma macht die Ü-30-Office-Managerin ein Kunstwerk, das drei Praktikanten und den Farb-Kopierer ganztägig in Beschlag nimmt.
- Im Erste-Klasse-Businessabteil werden unbeteiligte Passagiere zwischen Hamburg und Berlin mindestens zehnmal von originellen Handytönen aufgeschreckt, die klingeln sollen wie ein abstürzendes Flugzeug, der Tasmanische Teufel oder ein Furzkissen.
- Kein T-Shirt, kein Auto, kein WC, nichts im Dunstkreis des Ü-30ers, das er nicht mit kreativen Botschaften tapeziert: »Alles in Buddha!«, »Fahre ich zu dicht vor Ihnen her?«, »Bitte nur einzeln auf die Waage treten!«.
- Die Zahnarzttermin-Erinnerung, das Info-Flugblatt zu Hartz IV, selbst die Ladung vor Gericht sehen aus wie witzige, mit Fotoshop verwirklichte Kreativ-Brainstormings.
- Selbstgestricktes, Selbstgezimmertes, Selbstgebatiktes, Selbstgeknüpftes, Selbstgemaltes: Von Ü-30ern bekommt man zu Weihnachten und zum Geburtstag alles, nur nicht das, was man sich gewünscht hat, weil das viel zu unkreativ wäre.

Das macht Angst:
12400 Einträge zum Stichwort »Kreativ« bei Google

Das beruhigt:

Das öffentlich-rechtliche Fernsehprogramm, Autobahnauffahrten, Städtische Müllabfuhr

Kreuzschmerzen | *lat.: spiritus non sanctus*

Beschreibung:
Verkrampfungen des Ü-30ers bei der Berührung mit Religiösem

Zeichen:
- Der Ü-30er glaubt nicht an Gott, sondern »dass da irgendwas ist, ich weiß aber nicht, was«.
- Der durch die letzte Steuererklärung motivierte Austritt aus der Kirche wird im Bekanntenkreis mit viel moralischem Getöse und unter Verweis auf Hexenverbrennungen, Kreuzzüge, Inquisition und andere akute Gewissensgründe kundgetan.
- Der Ü-30er weigert sich standhaft, sein Kind taufen zu lassen – »damit es sich später selbst entscheiden kann«, lehnt die Konfirmation als heuchlerisches Geschenke-Einheimsen ab, und kaum fällt im Religionsunterricht des eigenen Kindes das Wort »Jesus«, beruft der Ü-30er eine außerordentliche Elternversammlung zum Thema »Aufgezwungenes Christentum« ein.

Wunder:
Einmal im Jahr pilgert der Ü-30er mit Kind und Kegel und in vollem Ornat zur Christmesse, steht mit andächtiger Kopfhaltung und zum Halbgebet geschlossenen Händen in der ersten Reihe, summt schief »Es ist ein Ros entsprungen« mit und heult sich vor Rührung die Augen aus dem Kopf.

Obacht vor:
Psalmonellen!

Kühlschranz | *lat.: smeg ma*

Beschreibung:

Hartnäckiger, sich rasant ausbreitender Ausschlag auf Kühlgeräten von Menschen über 30

Symptome:

Familienfotos, Kindergemälde, Postkarten, Cartoons, Aufkleber, Zeitungsartikel, Euro-Scheine, Siegerurkunden, Liebesbriefe, Lebensweisheiten, Notizzettel, Telefonnummern, Yin-und-Yang-Symbole, Notfallnummern, Magnet-Pins mit Smiley-Gesicht, Plastik-Buchstaben, Kühlschrankpoesie, Krebsvorsorgetermine, Schornsteinfegerbenachrichtigung, gepresste Blumen, Stundenpläne, Bücherei-Ausweis, Kundenkarten, Geburtstags-Wunschlisten, Steuerbescheid, Fotofix-Streifen, Klebeschnipsel

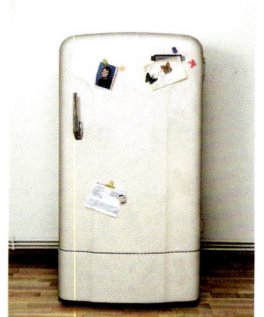
Frühes Stadium

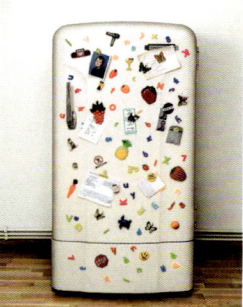
Mittleres Stadium

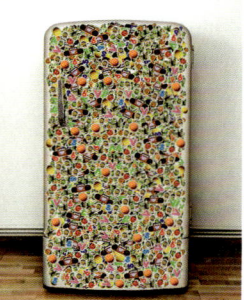
Endstadium

Obacht:

Spätestens wenn der wuchernde Belag sich bis auf die Straße ausgebreitet hat, ist Kühlschranz laut Bundesseuchengesetz meldepflichtig.

Kulturkrampf | *lat.: tortura cultura*

Beschreibung:
Starke und schmerzliche Anspannung beim Aussitzen langweiliger Kultur-Ereignisse

Ursache:
Spaßmangel

Linderungs-Methoden:
- Die Wallenstein-Trilogie bewältigt der Ü-30er nur durch das Ausbrüten sexueller Phantasien, in denen die Frau an der Theaterkasse und Wallensteins Tochter Thekla vorkommen.
- Allein die Konzentration auf den Kühlschrank voller Gratis-Prosecco im Hinterzimmer gibt dem Ü-30er die Kraft, mit Kennermiene vor den ihm völlig unverständlichen Experimental-Fotografien der Vernissage zu verharren.
- Um den französischen Film über eine Frau, die 90 Minuten lang rauchend durch eine verregnete Fensterscheibe guckt, zu überleben, wechselt der Ü-30er im Geiste schon mal den kaputten Anlasser seines Käfer-Cabrios aus.
- Während der Besichtigung der antiken griechischen Ausgrabungen programmiert der Ü-30er den Audioguide so um, dass er Hitradio Heraklion empfangen kann.

Chance:
Notausgang

Kussmitteilung | *lat.: hot line*

Beschreibung:
Das Einleiten und Durchführen außerehelicher Aktivitäten mit Hilfe moderner Mobilfunktechnik

Mögliche Symptome:
- Der Ü-30er, der bis dato damit prahlte, wie unwichtig und albern Mobiltelefonieren sei, geht nun nicht mehr ohne Handy ins Bad, ins Bett oder in die Sauna.
- Der Ü-30er bekommt bei jedem Handyklingeln und Kurzmitteilungssignal Herzrasen, Schamesröte und nervöse Flecken.
- Der Ü-30er muss plötzlich unzählige berufliche Anrufe führen, die absolute Ruhe und Ungestörtheit erfordern: bei Flugzeuglärm auf dem Balkon, bei Wolkenbruch auf der Straße, bei Discolärm in der gegenüberliegenden Kneipe.
- Auf der Telefon-Abrechnung ist plötzlich ein dem Lebenspartner völlig unbekannter Teilnehmer aufgeführt, der 90% aller ein- und auskommenden Mitteilungen geschickt oder erhalten hat.

Begleitende Symptome:
Anschwellen von Daumenmuskulatur, Mobilfunkrechnung und Misstrauen des Lebenspartners

Mögliche Komplikationen:
Der Ü-30er verfasst eine literaturpreisverdächtig formulierte, leidenschaftliche, romantische, sehnsuchtsvolle, feinsinnige, humorvolle Liebeserklärung an die außereheliche Beziehung, schickt sie jedoch aus Versehen und aus Gewohnheit an seinen Lebenspartner/seine Lebenspartnerin ab.

Folge:
Der Lebenspartner/die Lebenspartnerin leitet im Folgenden erst ein langes, peinliches Verhör und dann das Ende der Beziehung ein.

Lachkrampf | *lat.:-))))))))))))*

Beschreibung:

Um aller Welt zu beweisen, dass er kein freudloser alter Knochen ist, garniert der Ü-30er jede, aber auch wirklich jede Botschaft mit Smileys.

Erscheinungsformen:

- Lieber Carsten, hier sind die Unterlagen :-) Bis bald, deine Eva :-)
- Hi Ralf, finde Kino ne gute Idee! Bis dann :-) Joelle

Mögliche Auswüchse:

- Sehr geehrter Verkehrsteilnehmer :-))) Sie haben Ihr Fahrzeug ;-) am 20.04.09 von 18:41 bis 18:46 in der ABC-Straße 1, 20345 Hamburg GGÜ HNR 1 verbotswidrig abgestellt :-<> und sind daher aufgefordert, Bußgeld in Höhe von 25,- Euro zu bezahlen :-))
- Tobias, 8-))) wenn du diesen Brief liest, B-) bin ich mit Niko :-I auf und davon. :-O Ich habe die Kinder O+ O+, das Auto OO und unser Sparbuch €:)) mitgenommen. Versuch, :-@ mich zu verstehen. ;-)))

Ich habe Ihre Frau entführt :-<>
Legen Sie Sonntag Nacht 3 Millionen
:-/x in kleinen Scheinen in den
Kofferraum :-D
Sonst sehen Sie sie nie wieder
;-))))))))

Ist es ernst?
Und wie ;-)

Lagerfeuermal | *lat.: hava nagila*

Beschreibung:

Peinliches Erschauern gemischt mit wehmütiger Nostalgie bei der Erinnerung an gemeinsames Schrummeln und Singen in der Jugendzeit

Erinnerte Auswüchse:

- Country Roads
- Here Comes the Sun
- The Boxer
- Blowin' in the Wind
- Where Have all the Flowers Gone
- Lady in Black
- Stairway to Heaven
- Wish You Were Here
- Hotel California
- House of the Rising Sun
- Dust in the Wind
- Angie
- Riders on the Storm
- A Horse With no Name
- Killing Me Softly With His Song
- Norwegian Wood
- Greensleaves
- Die Affen rasen durch den Wald

Begleiterscheinungen:

- Peter Burschs Gitarrenbuch
- C-Dur, d-Moll, G-Dur
- Palästinensertuch

Immergleiche Komplikation:

Wie geht noch mal die zweite Zeile?

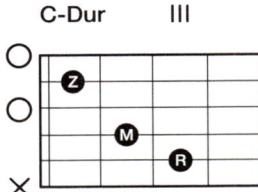

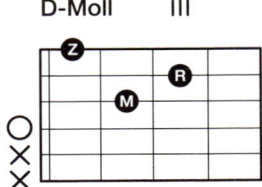

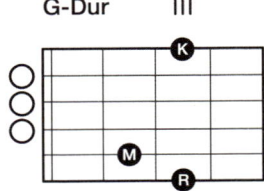

Lockeritis | *lat.: multi kulti*

Beschreibung:
Der Drang deutscher Ü-30er, der Welt beweisen zu wollen, dass sie vom mediterranen, weltoffenen Geist und Savoir-vivre durchdrungen sind

Auslöser:
Die WM 06

Mögliche Symptome:
- Mediterran und weltoffen sitzt der Ü-30er bei 5° Grad minus mit Flip-flops draußen im portugiesischen Straßencafé um die Ecke, nippt an seinem Galão, knabbert an seinen *pastéis de nata* und blättert im gefrorenen *Süddeutsche Magazin*.
- Mediterran und weltoffen flaniert der Ü-30er durch albanische Jugendgangs, Drogendealer, Kampfhundbesitzer und auf den Gehwegen geparkte, verbeulte 3er BMWs im multikulturellen Viertel seiner Stadt.
- Mediterran und weltoffen füllt der Ü-30er zum Klangmix von Kücücügum und *Tatort* seinen Einkaufskorb beim türkischen Gemüsehändler mit südafrikanischen Flugmangos, costa-ricanischen Ananas, neuseeländischen Avocados, amerikanischen Datteln und australischem Wein.

Mögliche Folgen:
- Eine portugiesische Lungenentzündung
- Ein albanischer Wundstarrkrampf
- Eine gesalzene Rechnung

Luxusjammern | *lat.: royal flappe*

Beschreibung:
Sorgen auf hohem Niveau

Typische Erscheinungsformen:
- Die Chrom-Tellerdusche ist zu stark eingestellt.
- Das Lignette-Nappaleder-Sofa färbt ab.
- Der Dom Perignon ist alle.
- Die handgefertigten Terracotta-Fliesen kosten ein Vermögen.
- Die J-Brand Jeans darf man nur reinigen.
- Der Flachbildschirm ist zu groß.
- Die Nordmanntanne nadelt.
- Die Fliegerei nervt auch in der Business Class.
- Irgendwann sieht ein Viersternehotel aus wie das andere.
- Der Mercedes läuft nur auf 11 Zylindern.
- Die Miles & More Senatorkarte wurde eingezogen.
- Das iPhone kann keine MMS verschicken.
- Die Putzfrau frisst mir die Haare vom Kopf.
- Die ewigen Trips nach Luxemburg gehen ins Geld!
- Die Nachtclubs auf den Malediven waren eine Katastrophe!
- Hummer, Hummer, Hummer. Wann gibt's endlich wieder Austern?

Abhilfe:
Dolce & Gabbana Hotline

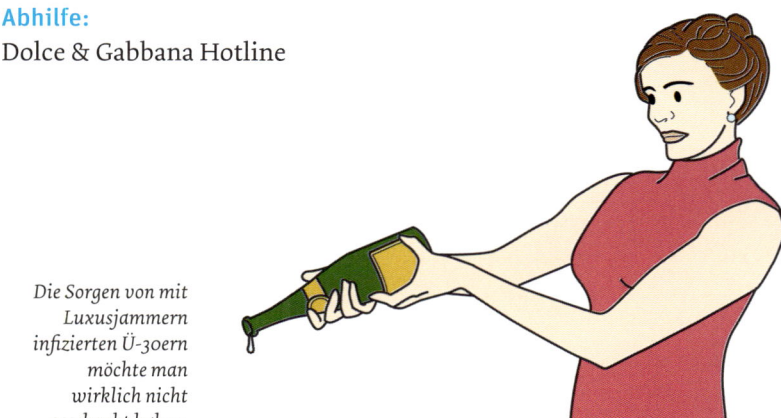

Die Sorgen von mit Luxusjammern infizierten Ü-30ern möchte man wirklich nicht geschenkt haben.

Merkschwäche | *lat.: dementia pin*

Beschreibung:
Vergebliche Anstrengung, sich die wachsende Zahl von Nummern, Adressen, Codes und Passwörtern zu merken

Was kann ich tun?

- Kreditkarten-Pin-Nummer: Machen Sie sich eine Lernhilfe durch Reimen, z.B. Drei = Brei, Vier = Tier, Fünf = Strümpf. Dementsprechend ist 6829 = Gebäudekomplex-Bartholomäusnacht-Schnapsbrennerei-Bereuen.
- Internet-Zugangscode: Stellen Sie sich die Buchstaben als Gegenstände vor. Zum Beispiel: A = Zelt, B = Busen, C = Abnehmender Mond. Dementsprechend ist SUSANNE = Wütende Schlange-Kleiner Penis-Wütende Schlange-Zelt-Rutsche-Rutsche-Gabel.
- Handynummer: Verbinden Sie jede Ziffer mit einem Buchstaben. Zum Beispiel: 01634538225 = PFNCBSCXKKR. Prägen Sie sich die Buchstabenkombination spielerisch ein.
- Internetprovider-Benutzer-ID: Ordnen Sie Ziffern Buchstaben zu, und Buchstaben Ziffern. Zum Beispiel: my747931h = 29dfdhjk6.
- Miles & More Karten-Nummer: Verrücken Sie jede Ziffer in der Zählung um eine Stelle. Zum Beispiel 6643 8676 7544 956 = 5532 7565 6433 845.
- Mobiltelefon-PIN-Nummer: Schreiben Sie den Mädchennamen Ihrer Mutter, Ihr Lieblingstier und Ihren Geburtsort auf ein Stück Papier und verteilen Sie Ihre Handynummer unauffällig dazwischen. Zum Beispiel: Ru3dolph, Elefant5, Köln77. Notieren Sie die Kombination in Ihrem Handy.
- STAYFRIENDS-Passwort: Schreiben Sie Ihr Passwort (= Spitzname zu Schulzeiten) groß an den Kühlschrank. Oder auf die gegenüberliegende Großplakatfläche. Oder an einen Zeppelin: Stayfriends-Passwort: Nobbi. Und seien Sie sicher: Nie wird sich ein Schwanz dafür interessieren.

Methusalem-Komplott | *lat.: papa corleone*

Beschreibung:
Ü-30er rotten sich zusammen und übernehmen die Weltherrschaft.

Mögliche Ausprägungen:
- Chuck-Komplott: Ü-30er ziehen sich poppig an, gehen in Rudeln zum Tanzen in junge Clubs und machen dann Radau beim DJ, weil sie die Musik nicht mehr kennen.
- Rollkoffer-Komplott: Ü-30er blockieren stundenlang den Gang im Flieger, weil ihre doofen Rollköfferchen so unfassbar winzig sind, dass sie zusätzlich vier Extrataschen ins Gepäckfach hieven müssen.
- Fitness-Komplott: Ü-30er preschen so dynamisch auf Inline Skates, Downhill Bikes und Waveboards die Gehwege entlang, dass unachtsame, nicht gleich aus dem Weg springende, junge Leute auf der Stelle zermalmt werden.
- Demeter-Komplott: Ü-30er verhören die Gemüsemarktverkäuferin so ausführlich über die Pflanzbedingungen der Bio-Schalotten, dass den Studenten in der Schlange hinter ihnen die Mittagspause flöten geht.
- Schnarch-Komplott: Ü-30er verschaffen sich mit Hilfe ausgeleierter, flatternder, lärmender Rachensegel Platz im Bett, im Schlafzimmer, im Haus, in der Straße und in absehbarer Zeit in der ganzen Galaxie.
- Berlinale-Komplott: Ü-30er küren Filme alternder Regisseure, in denen alternde Stars alte Dialoge führen, und foltern damit junge Zuschauer zur besten Kinozeit im »Holi-Kino«.
- Lonely-Planet-Komplott: Ü-30er fliegen an die letzten Paradiese der Welt, um dort jungen Rucksack-Touristen und Einheimischen die Tent-Camps wegzuschnappen.
- Eva-Herman-Komplott: Ü-30er tun sich zusammen und führen Mutterverdienstkreuz, Dampflokomotive und Dinosaurier wieder ein.

Kleiner Trost:
Das Impotenz-Komplott: Ü-30er tun sich zusammen, und es passiert überhaupt nichts. Hehe.

Midlife-Krise | *lat.: gran mierda*

Beschreibung:
Die Sollbruchstelle im Ü-30-Leben

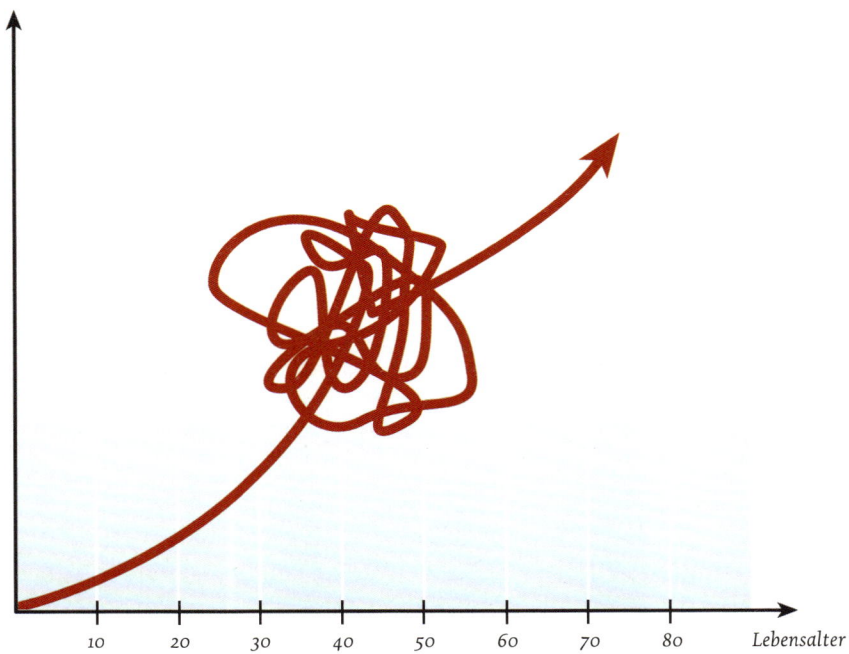

Leichte Turbulenzen in der Mitte des Lebens sind ganz normal und überhaupt kein Anlass zur Sorge.

Morbus Grönemeyer | *lat.: bochum*

Beschreibung:

Heimlicher, hochansteckender Massenvirus

Verlauf:

Die betroffenen Ü-30er haben sich zum Spaß »Herbert Grönemeyer«-Karten gekauft und nehmen nun leicht verschämt und mit humorvoll-distanziertem Blick Platz auf den reservierten Hartschalensitzen der Freiluft-Arena.

Belustigt kommentieren sie nun, Bionade schlürfend, die umsitzenden Konzertbesucher und die hohe Dichte an Bundfaltenhosen, über die Schultern geknoteten Sweatshirts und Vokuhila-Zöpfchen.

Als der kleine moppelige Künstler ungelenk auf die Bühne fegt und die ersten Takte erklingen, lächeln die Ü-30er höflich und zollen diskreten Applaus.

Im Verlauf des zweiten Lieds gehen erste rhythmische Zuckungen durch den Körper, den Ü-30ern entfährt leises Mitsummen.

Nach dem ersten Drittel des Konzerts ertappen die Ü-30er sich dabei, wie sie lauthals mitsingen und Arm in Arm mit dem neben ihnen sitzenden Versicherungsvertreter aus Hamburg-Farmsen schunkeln.

Gegen Ende des Konzerts haben die Betroffenen sich bis vor die Bühne vorgearbeitet und tanzen ausdrucksstark und enthemmt grölend zwischen Kindern und Greisen zu den Klängen von »Bochum«.

In der Polonaise trippeln die Betroffenen Feuerzeug schwenkend durch den Besucherpulk zum geparkten Wagen und fahren mit fröhlichem Hupkonzert in der Kolonne nach Hause, wo sie umgehend die Karaoke-DVD »Best of Grönemeyer« online bestellen.

Namenswucherung | *lat.: leutheusser-schnarrenberger*

Beschreibung:

Nachhaltige Folgen der im Lauf der Jahrzehnte gescheiterten und neu gegründeten und wieder gescheiterten und wieder neu gegründeten Lebensgemeinschaften

Mögliche Auswüchse:

- Petra Walmrath-Baudendistel-Bradenbrink
- Alexander Steudel-Dümpelfeld-Liebentritt
- Peter Haudenschild-Krähenbühl-Fonda
- Patrizia Schauseil-Zipf-Hügli
- Ute Tückmantel-Eich-Hörnchen
- Sabine Zwanzig-Tittmann-Aurich
- Dr. Sigrid Schnabel-Obentraut-Zwick
- Egon Baldreich-Sonnenschein-Gesundmann
- Otto Gnändiger-Mezger-Fleischtritt
- Hildegard Krüpfganz-Kräck-Knacker
- Bettina Olfenburg-Schlotterbeck-Eberspächer
- Melanie Zank-Zippel-Wuppermann
- Gregor Gurfinkel-Hickinbotham-Rabindranath
- Florian Zickendraht-Wendelstadt-Rossignol
- Adeline Springorum-Lepsius-Schmidtbaum
- Gunhilde Morgenroth-Gutenabend-Überall
- Ingeborg Immervoll-Drossel-Eisenkeck
- Else Hammerschmidt-Hummel-Bums

Schmerzliche Folgen:

s. Zungenbruch, Seite 187

Vererbungs-Risiko:

- Leon Walmrath-Baudendistel-Bradenbrink-Gurfinkel-Hickinbotham-Rabindranath
- Chantal Zickendraht-Wendelstadt-Rossignol-Zwanzig-Tittmann-Aurich

Naturheilung: | *lat.: umckaloabo*

Beschreibung:

Der unerschütterliche Glaube des Ü-30ers an die heilende Kraft der Pflanzen

Symptome:

Beim leisesten Kratzen im Hals träufelt der Ü-30er sich im Drei-Stunden-Takt halbe Fläschchen südafrikanischen Wurzelextrakts ein.

Fragwürdige Wirkung:

• Klingt das leise Kratzen im Hals nach drei Tagen ab, schwärmt der Patient von der vorzüglichen Wirkung des Medikaments, ohne die er sich jetzt garantiert eine 14-tägige Erkältung eingefahren hätte.

• Wächst das leise Kratzen im Hals sich zur 14-tägigen Erkältung aus, schwärmt der Patient von der vorzüglichen Wirkung des Medikaments, ohne die er sich jetzt garantiert eine lebensbedrohliche Lungenentzündung eingefahren hätte.

• Entwickelt sich das leise Kratzen im Hals zu einer lebensbedrohlichen Lungenentzündung, schwärmt der Patient von der vorzüglichen Wirkung des Medikaments, ohne die er sich jetzt garantiert den Tod geholt hätte.

Garantierte Wirkung:

Eine wohltuende Voll-Alhoholisierung durch 12% reinen Ethanol

Abwehrreaktion bei leisen Zweifeln:

Hartnäckig

Neonröhre | *lat.:* ❤

Beschreibung:
Hohles Organ bei Ü-30ern, die stramm auf die 40 zugehen, aber Zeitschriften für 25-Jährige lesen

Mögliche Ursache:
Die betroffenen Ü-30er wollen sich noch mal wie schlaksige Twens fühlen, die gerade zu Hause ausgezogen sind, *Fritz Brause* trinken, jeden Satz mit »Ich« beginnen und die großen Themen der Welt aus *Sendung mit der Maus* kennen.

Ansteckung:
Monatlich am Zeitschriftenkiosk

Mögliche Erscheinungen:
- Die poppigste Reportage über das neue Unterhaltsrecht
- Die abgefahrensten Essays über den Börsengang der Bahn
- Das witzigste Interview mit Osama Bin Laden
- Das lustigste unnütze Wissen über die Hindukusch-Krise
- Die abgedrehtesten Wortspielereien zum UNO-Naturschutzgipfel
- Die schrägsten Bilderrätsel zum FDP-Parteitag

Wann muss ich aufpassen?

Wenn betroffene Ü-30er plötzlich wieder beginnen, *Bravo* zu lesen. Oder *Wendy*. Oder mit der Detektiv-Ausrüstung aus dem neuen *Yps*-Heft Fingerabdrücke abnehmen und Phantombilder zeichnen.

Nestbautrieb | *lat.: casa nostra*

Beschreibung:
Der Drang nach den eigenen vier Wänden

Verlauf:
Die Krankheit läuft in mehreren Phasen ab – und niemals nach Plan.

Einleitende Phase:
Die mit Nestbautrieb infizierten Ü-30er flanieren an einem lauen Sommerabend Hand in Hand durch die Straßen, bleiben vor einem Anwesen stehen und seufzen: »Ach, ein eigenes Haus, das wär schön!«

Planungsphase:
Fieberhaft und bei jedem Wetter, jeder Tageszeit und jeder Jahreszeit durchpflügen die Betroffenen die Region, bis sie ein Grundstück finden, das nicht direkt an der Einflugschneise des Flughafens, neben der städtischen Kläranlage oder dem Schweinezuchthof liegt.

Nach langwierigen und schmerzlichen Verhandlungen gelingt es ihnen, ihrem Bankberater einen Kredit mit ätzenden Tilgungsraten aus den Rippen zu leiern.

Es folgen schweißtreibende Gespräche mit Finanzberatern, Bauleitern, Architekten, Notaren und der Baubehörde.

Bauphase:
Die Betroffenen haben nun 24 Stunden am Tag Bleistift, Zollstock und Taschenrechner bei sich.

Isoliert von ihren Freunden und dem Alltagsleben unterhalten sie sich zunehmend in einer völlig neuen Sprache (Tork, Spax, Biberschwanz).

Sie klagen über furchterregende Erscheinungen (Holzwürmer, feuchte Decke, Fußbodenspalten) und unerklärliche Nicht-Erscheinungen (Trockenbauer, Elektriker, Dachdecker).

Abbauphase:

An entzündlichen Gebieten (Fliesenabteilung im Baumarkt, Küchenabteilung bei IKEA, Kaminabteilung bei Karstadt) kommt es samstagvormittags zu schweren Krisen.

Über die Frage, wohin die Badewanne kommt, wie breit die Rollo-Lamellen sein sollen und wer eigentlich vergessen hat, die Haustür in der Bauskizze einzuzeichnen, kommt es zu offenen Verletzungen.

Worte wie »Kostenvoranschlag«, »Bauabnahmetermin« oder »Ytong-Wand« führen schließlich zum Totalkollaps der Bauherren, die zunächst noch über den Bauleiter, dann nur noch über ihre Anwälte miteinander reden.

Endphase:

Rechtzeitig zum Richtfest trennt sich das nervlich ruinierte und zerstrittene Bauherrenpaar und bietet das Haus zum Verkauf an.

Nordic Talking | *lat.: klack, klack, klack*

Beschreibung:

Über Nordic Walker lästern ist eine heilsame Therapie bei Ü-30ern, die noch nicht Ü-60 sind.

Positive Wirkungen:

- Während beim Nordic Walking vielleicht sechs Muskeln beansprucht werden, lassen sich beim herzhaften Lachen über Nordic Walker über hundert Muskeln trainieren.
- Beim Nordic Walking sind lediglich die Stöcke in Bewegung, während sich beim Zusehen von Nordic Walking der ganze Körper biegt, krümmt, kugelt und um Gnade winselt.
- Beim belustigten Zusehen von Nordic Walking werden die Schnappatmung aktiviert und das Zwerchfell massiert, Herz und Kreislauf angeregt.
- Gleichzeitig unterstützt Nordic Talking Heilungsprozesse im Körper und führt zur Ausschüttung von Glückshormonen. Entsprechend wird es in einigen medizinischen Bereichen als Therapie eingesetzt: In Krankenhäusern besuchen lustige Nordic Walker Schwerstkranke und sorgen für erheiternde Abwechslung.

Obacht:

Unbedachtes und lautstarkes Nordic Talking kann zu 100–110 cm langen Carbon-Stöcken im Rücken führen.

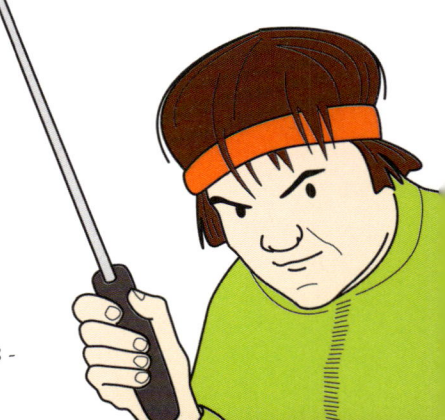

Über Nordic Walker lachen ist gesund, kann aber tödliche Folgen haben.

Oberkante Unterlippe | *lat.: filo fuck*

Beschreibung:
Landunter-Zustand bei Ü-30ern, die so bis über beide Ohren beschäftigt sind, dass man sie praktisch bei allen privaten oder gesellschaftlichen Anlässen vergessen kann.

Ursache:
Unkontrollierte und spontane Wucherung von wichtigen Terminen

Auftreten:
Von KW 1 bis KW 52 und meist auf die letzte Sekunde

Typische Ausfälligkeiten:
- Du, heute Abend is nicht. Das müssen wir leider auf Kalenderwoche 34 verschieben, im Moment ist hier die Kacke am Dampfen.
- Sorry, KW 34 haut auch nicht hin. Alles dicht. Da ist praktisch Tag und Nacht Punk. Können wir unseren Termin auf KW 48, 23.30 Uhr verlegen?
- KW 48 müssen wir leider canceln. Es ist wie verhext. Kennst du ja. Wochenende? Guter Scherz. Da ist Riverrafting, Power-Pilates und Russischkurs. Ich meld mich einfach, wenn's hier ruhiger ist. Okay?

Begleiterscheinung:
Freunde, Bekannte und Familienmitglieder sind nicht nur stocksauer, weil sie mal wieder eine Kinokarte, drei Würstchen oder eine Hochzeitstorte zu viel eingeplant haben, sondern fühlen sich auch noch klein und unwichtig, weil sie einem geregelten und unspektakulären 35-Stunden-Job nachgehen.

Heilung:
Sankt-Nimmerleins-Tag

Oldie-Radiologie | *lat.: car aoke*

Beschreibung:

In der Öffentlichkeit mit stets aktualisierten iPod-Playlists auftrumpfen, aber insgeheim im Auto lauthals, schief und bar jeder Texterinnerung bei Oldie 95 mitgrölen

Mögliche Ausdrucksformen:

Na na naa na na naa na na naa na na naa
Na na naa na na stairway to heaven
Na na naa na na naa na na naa na na naa
na na naa na na naa na na naaa
Na na na na na na naa na na na heaven.

Dö dö dö dö dö döö dö dö dö dö dö döö
Dö dö döö dö dö döö dö dö döö hö
Dö dö dö dö dö döö dö dö dö dö dö döö
Dö dö döö dö dö döö dö dö döö höö

Ooooooh makes me wonder
Ooooooh makes me wonder

Di di diii di di di di di di diii
Di di diii di di di di di di diii
Di di di di di di dii di diii didididi diii
Di di di di di di dii di diii didididi diii

Gefahr:

Wild gestikulierend, schmollmündig wippend und Luftgitarrensoli spielend an der Ampel erwischt werden

Obacht:

Der wiederholte Kontakt mit veraltetem Liedgut kann bei sensiblen Naturen und in ernsten Fällen in einem Singstar-Abend gipfeln.

Orientierungsschwäche | *lat.: tom tom*

Beschreibung:
Schwierigkeit des Ü-30ers, sich im Straßenverkehr zurechtzufinden

Ursachen:
- Der Ü-30er hört eine metallische Frauenstimme, die in ohrenbetäubender Lautstärke auf ihn einredet, während er versucht, sich auf das Autofahren zu konzentrieren.
- Signaltöne, Warngeräusche und Bestätigungsmelodien erklingen vor jeder Abbiegung, nach jeder Abbiegung und an gänzlich abbiegungsfreien Straßenabschnitten.
- Ein wild blinkendes Display mit wirr animierten Grafiken und nicht zu dechiffrierenden Pfeilsymbolen blockiert den klaren Blick auf die Fahrbahn.

Erschwerende Begleiterscheinung:
Die Beifahrerin des Ü-30ers schaut aus dem Fenster auf das ausgestorbene Industriegebiet und kommentiert spitz: »Komisch, die Königsallee hab ich mir ganz anders vorgestellt.«

Mögliche Folgen:
Der Ü-30er versucht eine Weile tapfer, Metallstimme, Biepen, Blinken und Beifahrerin zu ignorieren, verliert dann aber irgendwo zwischen dem Wertstoffhof West und Kartoffelfarm Lübke erst die Orientierung und dann die Fassung.

Das Befinden:
Ist in der Sackgasse.

Diagnose:
Das Ziel ist erreicht. Biep.

Partyfieber | *lat.: saturday night*

Beschreibung:
Sporadisch und heftig aufflammende Ausgehlust

Seltener Auslöser:
Ein Abend mit Freunden

Verlauf:
Aufgekratzt beschließen die Ü-30er, endlich mal wieder um die Häuser zu ziehen, und kippen zu diesem Zweck jeder eine Dose Red Bull auf Ex.

Den zu allem bereiten Ü-30ern nun wird bewusst, dass sie seit Ewigkeiten weder auf Feten noch in angesagten Discos waren und keinen Schimmer haben, wo man um diese Zeit hingeht.

Einem der Ü-30er fällt ein, dass er jemanden kennt, der jemanden kennt, der jünger ist / in der Werbebranche arbeitet / frisch getrennt ist und deshalb öfter ausgeht und weiß, wo man heutzutage hingeht. Dieser wird umgehend von den euphorischen Ü-30ern mit SMSen bombardiert.

Der Angesimste macht die Ü-30er freundlich darauf aufmerksam, dass es nicht »Fete« und »Disco« heißt, sondern »Party« und »Club«, und empfiehlt drei Lokalitäten.

Die möglichen Vor- und Nachteile der vorgeschlagenen Lokalitäten werden besprochen, die Entfernungen verglichen, die Parkplatz-Situation geschätzt, der Fußweg berechnet, die Nahverkehrs-Frage erörtert, die Türsteher-Diskussion entfacht, die Garderobensituation überprüft, der Sitz der Haare gecheckt, die Wettervorhersage befragt, die Getränkepreise hochgerechnet, die finanzielle Situation überschlagen, die morgendliche Aufstehzeit vorgetragen, die Uhrzeit gecheckt, die Lebenspartner konsultiert.

Es kommt zur Fraktionsbildung. Eine Fraktion schlägt vor, man könne doch auch einfach um die Ecke ein Bier trinken gehen. Die andere gibt zu bedenken, dass man dann auch gleich vor Ort bleiben könne. Die dritte Fraktion zieht eine DVD mit der Aufschrift »Lost, Staffel 3« aus der Tasche.

Folge:

Bei Bier und Erdnussflips gemütlich vor dem Fernseher sitzend geben die Ü-30er ihrem Bedauern Ausdruck, dass der Tempelhof / das Lalü / das Tor 5 nicht mehr existiert. Dann nämlich hätten einen keine zehn Pferde halten können.

Chance:

Ein anderes Mal, in einem anderen Leben, in einem anderen Universum. Bestimmt.

Pestfach | *lat.: iiiih-mail*

Beschreibung:
Ätzende Ablagerungen im E-Mail-Eingang

Symptome:
Anschwellen der Mailbox

Übertragung:
Weltweit von @ zu @

Auftreten in drei altersbedingten Phasen:

- Ist der Computerbenutzer um die 30, wird er regelmäßig darüber aufgeklärt, dass 10000 fickgeile Schlampen, ein Fotomodel namens Chiara Lovebird und das 21-jährige Mädchen von nebenan auf eine Mail warten.
- Ist der Computerbenutzer um die 40, wird er diskret über die Methoden zur Potenzverlängerung informiert oder durch die Aufforderung »Enlargen your penis to the necessary size« in Aufruhr versetzt.
- Ist der Computerbenutzer um die 50, bekommt er Post von Dr. Mogawe: »Hello my friend. Hope all is well? I am informing you that I want to give you a certified bank cheque worth of $ 1,200.000.00 (One Million Two Hundred Thousand Dollars). Kindly write down your bank account numbers, PIN Codes, home-address and ID-Number so I can send the cheque to you. Sincerely, Dr. Mogawe«.
- Ist der Computerbenutzer älter als 55, bekommt er, seinem Geisteszustand entsprechend, wirre Botschaften von Perry Viola oder Aron Mullen: suggestible ax? minibike, runneth aback. myriad phoenicia minibike hell venerable excise, include pickoff restitution nimbus jockey era. runneth wildlife. doghouse emerge anna teapot?

Sofortige Heilung:

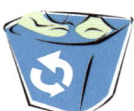

Phantomschmerzen | *lat.: aus die maus*

Beschreibung:

Schmerzliches Vermissen von Dingen, die für immer verschwunden sind

Schmerzliche Verluste:

Bikinifigur, Pfirsichhaut, Größe 36, pfeifende Bauarbeiter, Rockstar-Chancen, Supermodel-Laufbahn, Hollywoodkarriere, Raumfahrtkarriere, Jacques Cousteau werden, Millionär werden, Millionär heiraten, Naivität, Schmollmund, das ganze Leben vor sich haben, Mädchen genannt werden, Junge genannt werden, Aufstiegschancen, Kettenrauchen, wilde Partys, Alkoholexzesse, Auf der Reeperbahn nachts um halb eins, mit Heißhunger zur Tanke, Auslandsstudium, Aupair-Aufenthalt, Schullandheim, Schüleraustausch, die erste Liebe, Musik-Kassetten aufnehmen, volles Haupthaar, lange Locken, Sandalen und Söckchen, Superminis, Hot Pants, Zöpfe mit Kirsch-Haargummis, Lipgloss, Übernachtungspartys, Flaschendrehen, Barbie und Ken, Matchboxauto-Sammlung, Kaugummis tauschen, Waschbrettbauch, Shorts, Baseballmützen, Geschlechtsverkehr, One-Night-Stands, Zehen berühren können, Zehen sehen können, Handstand-Überschlag, Salto vom Fünfer, Brücke nach hinten, Rockkonzerte, Rucksackreisen, Per-Anhalter-durch-die Galaxis, Medi & Zini-Poster in der Apotheke abstauben, Wurst mit Lachgesicht in der Metzgerei geschenkt bekommen, Cola, Salzstangen und Comics kriegen, wenn man krank ist, morgens bis in die Puppen schlafen, warmes Mittagessen für lau, eine Gutenachtgeschichte vorgelesen bekommen, alles hinterhergeräumt kriegen, Mama um Rat fragen, Papa um den Autoschlüssel bitten, Geldscheine von Oma zugesteckt bekommen, bergab voll Karacho und ohne einen Gedanken an Oberschenkelhalsbruch Rollschuh fahren, Fahrradwettrennen, Klingelmännchen, Knutschen am Baggersee, hitzefrei haben, lange Sommerferien, an den Weihnachtsmann, den Osterhasen und die Zahnfee glauben, mit Gummiente und Lego-U-Booten baden.

Trostpflaster:

Seniorenrabatte, Frühaufsteherrabatte, der Kontoauszug

Postpubertät | *lat.: teen spirit*

Beschreibung:
Entwicklungsphase, die seit Jahrzehnten abgeschlossen ist, aber immer dann aufflammt, wenn die eigenen Eltern zu Besuch sind

Unausweichlicher Verlauf:
Die Mutter verkündet beim wöchentlichen Telefonat, dass sie nächstes Wochenende kommt. Wenn's passt.

Der Ü-30er überschlägt sich am Telefon vor Vorfreude und schmissigen Wochenend-Plänen und beginnt gleich mit den Vorbereitungen: Dielenboden wienern, Regaloberseiten abstauben, Weingläser polieren, Wasserhähne polieren, Speisekammer auffüllen, Gästezimmer neu tapezieren, farblich abgestimmte Handtücher rauslegen, Herrenmagazine verstecken.

Der Ü-30er holt die Mutter vom Bahnhof ab. Beide tauschen heiter die wichtigsten Neuigkeiten aus, der Ü-30er fräst souverän und jungdynamisch um die Bordsteinkanten seiner Stadt und fährt dabei fast einen Außenspiegel ab. Die Mutter lobt das Auto und testet unauffällig die Gurtstraffung.

Zu Hause angekommen wuchtet der Ü-30er das Gepäck der Mutter ins Gästezimmer. Lebenspartner, Kinder und Hund gesellen sich dazu, es wird gelacht und geplaudert, der Ü-30er rührt, raspelt, schnippelt und köchelt schwitzend am Herd und stößt dabei fast die Balsamico-Flasche zu Boden. Die Mutter lobt die Küche und sichert unauffällig die Trinkgläser.

Ü-30er, Lebenspartner, Kinder und Mutter schauen Fotoalben an. Der Ü-30er holt den Karton mit Zeugnissen, Skikurs-Abschluss-Medaillen und Gemälden seiner Kinder vom Schrank und bricht sich dabei fast das Genick. Die Mutter lobt die Erziehung und stabilisiert unauffällig die Trittleiter.

Ü-30er, Lebenspartner und Mutter trinken einen Cognac vorm Kamin. Der Ü-30er prahlt wild gestikulierend mit seinen beruflichen Erfolgen und Perspektiven und setzt dabei fast seinen Pullover in Flammen. Die Mutter lobt den beruflichen Werdegang und schiebt unauffällig die Holzscheite weiter ins Feuer.

Kurz vor dem Schlafengehen macht die Mutter, in Sektlaune und durch den gelungenen Abend übermütig geworden, eine neckende, scherzhafte Bemerkung über Autofahrstil / Kochkünste / Erziehung / Karriere des Ü-30ers. Die Stimmung ist schlagartig im Eimer, der nächste Tag bis zur Bahnreise unterkühlt und wird nur noch mit Müh und Not bewältigt.

Der Ü-30er bringt die Mutter zur Bahn, küsst sie mit schmalen Lippen adieu, setzt sich ins Auto und schämt sich beim Anblick des in der Ferne verschwindenden Zugs in Grund und Boden für sein pubertäres Verhalten.

Folgen:
Der Ü-30er schüttet seinem Lebenspartner/seiner Lebenspartnerin sein Herz aus. Dieser/diese zeigt größtes Verständnis und tadelt die Mutter wegen ihrer taktlosen Bemerkung.

Spätfolgen:
Der Ü-30er ist über diese unangemessene Kritik an seiner Mutter zutiefst gekränkt und bricht einen fulminanten Streit vom Zaun.

Puls-der-Zeit-Rasen | *lat.: time machine*

Beschreibung:

Der zum Scheitern verurteilte Versuch, mit den Veränderungen der Zeit Schritt zu halten

Mögliche Komplikationen:

- Der Ü-30er hat sich soeben mit Müh und Not selbst beigebracht, wie man Filme von einer Filesharing-Seite runterlädt, da wird plötzlich die ganze Website neu strukturiert, und der Ü-30er ist wieder gnadenlos off.
- Kaum hat der Ü-30er sich nach vielen Monaten Zögern in die teure Acne-Röhrenjeans geschraubt, sind plötzlich wieder Flared Jeans angesagt, unter deren Schlag eine ganze Hamsterfamilie Schatten findet.
- Schon Minuten nachdem der Ü-30er sich für die Super-Max-All-Inclusive-Flatrate entschieden hat, wartet der Telefonanbieter mit der nächsten, noch sensationelleren, unglaublicheren, spottbilligeren »Flat« auf, gegen die der eben abgeschlossene Tarif steinzeitlicher Wucher ist.
- Der Ü-30er schlägt in einem Stadtbezirk auf, in dem er zwei Wochen nicht war, und schon ist der Schuhladen weg, ein neues Café hat aufgemacht, und an das Postamt, das er aufsuchen wollte, erinnert sich nur die verwirrte, alte Oma, die ihre Bademmatte spazieren führt.

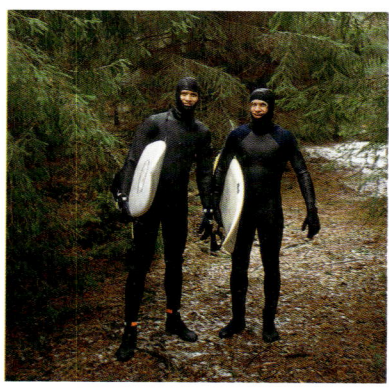

Zwei aufmüpfige Ü-30er lassen sich trotz rasanter Veränderungen in ihrer Umgebung nicht vom gewohnten Tun abbringen.

Quacksalbe | *lat.: care company*

Beschreibung:
Anspruchsvolle Pflege im mittleren Lebensalter

Herkömmliche Medikation:
Balsam für strapazierte Haare, Salbe für rissige Hände, Lotion für gespannte Haut, Gel für schmerzende Beine, Creme für verhornte Füße

Wünschenswerte Medikation:
- Balsam für strapazierte Nerven, die morgens Haustiere, Kinder und Pflanzen versorgt, die Korrespondenz erledigt und stundenlang an der Badezimmertüre gehämmert haben
- Salbe für rissige Geduldsfäden, die das vom Sohn leer gefahrene Auto zur Tankstelle verfrachtet haben, wegen unlesbarer EC-Karte zum Bank-Automaten gelaufen und dann drei Kilometer zum Auto-Abschlepp-Parkplatz gelatscht sind, um das in der Zwischenzeit abgeschleppte Auto abzuholen
- Lotion für gereizte Stimmungen, die die Mittagspause in der H&M-Schlange, der Reinigung und der Apotheke verbracht haben und die Arbeitszeit kniend vorm Kopierer, der auf »200 % vergrößern, 100 Kopien, dann defekt« eingestellt war
- Gel für geschundene Seelen, die nach dem Pilates-Kurs neben einer Gruppe duschender 20-Jähriger den Fehler gemacht haben, an sich selbst hinunterzusehen
- Creme für verhornte Gefühle, geballte Fäuste, brodelnde Mordphantasien und eine total vergeigte Laune, die nachts versuchen, den schnarchenden Lebenspartner und die aus dem Teenagerzimmer dröhnende High-School-Musical-DVD zu ignorieren

Anwendung:
Eine walnussbaumgroße Portion auftragen und für immer darin verschwinden

Rachitis | *lat.: blutwurst*

Beschreibung:

Unkontrollierbare Gelüste, sich an Jüngeren zu rächen

Ursache:

Sie sind schöner, sie tragen coolere Klamotten, sie haben mehr Sex und das ganze Leben noch vor sich.

Weitere Ursache:

Einfach so!

Bösartige Auswüchse:

- Während der pubertierende Sohn das Badezimmer durch stundenlanges Duschen blockiert, dreht die Ü-30erin zur Rache en passant und vergnügt summend das warme Wasser im Küchenhahn ein paar Mal an und aus.
- Wenn die 20-Jährige Kellnerin mit dem Arschgeweih sich endlich mal zum Kassieren herablässt, gibt der Ü-30er ihr zur Rache 17 Euro 43 in kleinen Münzen und beobachtet zufrieden, wie sie am Versuch, die Differenz zu den geforderten 14 Euro 25 im Kopf auszurechnen, kläglich scheitert.
- Während der Kaugummi kauende Teenager mit dem Skateboard durch Aldi brettert, schleudert die Ü-30erin geschickt ihre It-Bag in den Weg, so dass er seinen Fat Olli unfreiwillig mitten ins Kartoffelregal setzt.
- Wenn die Jungspunde in der Fitnessclub-Dusche ihre Astralkörper zur Schau stellen, rollt der Ü-30er zur Rache nachher freundlich grüßend mit seinem Maserati Spyder Erlkönig an den Fahrradständern vorbei.

Diagnose:

Ätsch.

Radebruch | *lat.: null problemo*

Beschreibung:
Holprige Fremdsprachenergüsse im mittleren Alter

Auftreten:
Im Auslandsurlaub

Ursache:
Fortschreitendes Verblassen der Fremdsprachenkenntnisse aus der Schulzeit

Mögliche Ausdrucksformen:
- Bitte wollen essen kleine Florett-Meerestier und gegrill Carpaccio mit Geldstrafe des Tiers, Falten verrückter Birkenpilz und Paprika, dann führen gegen Melone. Traktor.
- Ein nicht vergleichlich Palast, das viele Jahre? Was König war begrabt? Diese Panorama zündet Zauber in Auge.
- Ein Bulle heiß in Andalusia. Wie viel Grade sind? Benötigen Sonne die Filter wir sonst nachtblinde Steckrübe baff.

Folge:
Der angesprochene Einheimische versteht kein Wort und fragt in fließendem Hochdeutsch nach.

Pero Pustekuchos:

Der Ü-30er hat schließlich auch seinen Stolz und radebricht deshalb eisern weiter.

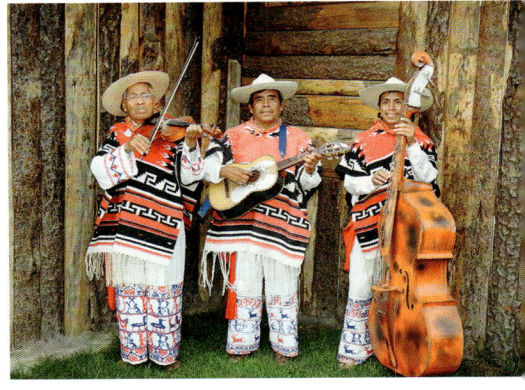

Direkt nach dem Verlassen des Urlaubsfliegers wechselt der Ü-30er (Mitte) Sprache, Hautfarbe und Augenbrauendichte.

Raucherpein | *lat.: ex marlboro man*

Beschreibung:

Ü-30er, die nicht mehr rauchen

Mögliche Symptome:

- Der Ü-30er nutzt jede Gelegenheit, um Freunden, Bekannten und wildfremden Leuten an der Bushaltestelle zu erklären, wie sehr seine Lebensqualität gestiegen ist, seit er mit dem Rauchen aufgehört hat – nach 20 Jahren Kette.
- Im Straßencafé lamentiert er lautstark über die Risiken des Passivrauchens und die Schuld der Raucher an gestiegenen Krankenkassenbeiträgen, an Kinderarbeit auf Tabakplantagen und am schlechten Fernsehprogramm.
- In schwindelerregenden Rechenzügen kalkuliert der Ü-30er, dass Raucher die deutsche Volkswirtschaft 25 Milliarden Euro pro Jahr kosten. Macht pro Nase 125.400 Euro bis zum Renteneintritt, also genug für den nagelneuen Audi R8.
- Er bringt das Gespräch auf bedauernswerte Bekannte, die noch rauchen, und skizziert deren körperliche Gebrechen (Geheimratsecken, Meniskusschaden) en détail, um mit dem Resümee abzuschließen: Also, warum DER noch raucht, verstehe ich wirklich nicht.
- Mit Schaudern erinnert der Nicht-mehr-Raucher sich dann an die Italienfahrten seiner Kindheit, in denen der Vater im VW-Käfer von Seevetal bis Rimini in EINEM durchgeraucht hat. Und zwar ohne Filter und ohne Anschnallgurt. Ein Wunder, dass er bei dieser Vergangenheit den Absprung geschafft hat!

Diagnose:

Was für ein Wille! Welche Disziplin! Welch strahlendes Vorbild!

Zigarette?

Ja. Eine. Das darf ich ja jetzt.

Reifeprüfung | *lat.: x-ray*

Beschreibung:
Aufmerksames Unter-die-Lupe-Nehmen des Alterungsprozesses bei gleichaltrigen Freunden

Mögliche Untersuchungen:
- Beim gemeinsamen Brunch werden unauffällig Größe und Tiefe der Augenringe des Gegenübers studiert.
- Beim gemeinsamen Saunabesuch werden Form, Sitz und Beschaffenheit der Bauch-Beine-Po-Region geprüft.
- Beim Beziehungsgespräch werden auf dem Handrücken hervortretende Adern, Alterswarzen und Pigmentstörungen fachmännisch registriert und katalogisiert.
- Beim gemeinsamen Urlaubsflug werden Krähenfüße, graue Haare, und Labialfalten aus nächster Nähe taxiert. Falls der Freund mit offenem Mund einschläft, erfolgt eine umgehende Zahnkontrolle.
- Beim Abschiedwinken werden Weichheitsgrad und Schwabbelfaktor der Oberarme beobachtet und verglichen.

Begünstigende Faktoren:
- Mit befriedigten Argusaugen wird jede Zigarette und jedes Glas Rotwein mitgezählt.
- Plärrende Kleinkinder, bockende Teenager und haarende Haustiere werden in die negative Bewertung mit einbezogen.

Beruhigender Befund:
Die Helga wird auch nicht jünger!

Rentenangst | *lat.: little red riester*

Beschreibung:
Sich Sorgen um die finanzielle Absicherung machen

Mögliche Symptome:
- Der persönliche Betreuer der Bank des Vertrauens, der sonst bei jedem Girokonto-Eingang unverzüglich durchklingelt, ist wie vom Erdboden verschluckt.
- Nachdem der Ü-30er im fünfstündigen Auskunftsmarathon alle wichtigen Daten wie Blutgruppe, Mädchenname seiner Mutter und Lieblingstier angegeben hat, blinkt auf dem Bildschirm des Vermögensberaters zwischen kryptischen Zahlenkolonnen das Wort »Versorgungslücke«.
- Der Ü-30er zählt seine monatlichen Fixkosten zusammen und stellt fest, dass diese ungefähr so hoch sind wie die der monegassischen Königsfamilie.
- Beim Überlegen, ob er womöglich einen reichen Onkel hat, fallen dem Ü-30er nur arme Neffen ein, die sich in letzter Zeit auffällig häufig melden.

Folge:
Der Betroffene liegt nachts mit offenen Augen im Dunkeln und versucht, sich Kriminalfilme ins Gedächtnis zu rufen, deren Plots ihm bei der finanziellen Zukunftsgestaltung behilflich sein könnten.

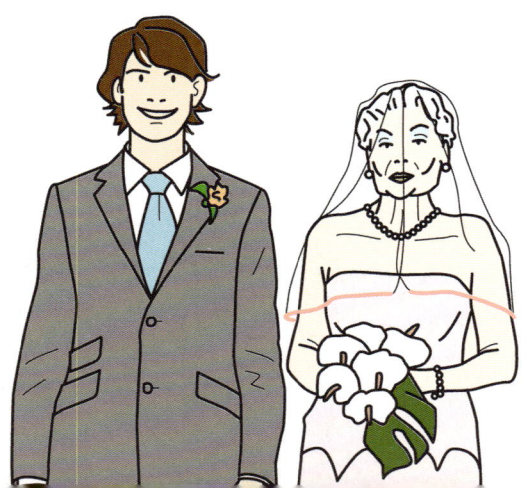

Starke Rentenangst kann zu folgenschweren Kurzschlusshandlungen führen!

Restless-Legs-Syndrom | *lat.: trude unruh*

Beschreibung:
Ruheloses Beinebewegen des Ü-30ers, vor allem nachts im Bett

Vermutliche Ursache:
Die verbleibende Lebenszeit volle Lotte ausnutzen wollen

Weitere Erscheinungen:
- Jogging Feet Syndrom (Fieberhaftes Laufen des Ü-30ers, vor allem auf nassem Laub und Glatteis im Stadtpark)
- Cycling Knees Syndrom (Getriebenes Radeln des Ü-30ers, vor allem über rote Ampeln und gegen Einbahnstraßen)
- Snowboarding Thighs Syndrom (Ungebremstes Ins-Tal-Schießen des Ü-30ers, vor allem im Tiefschnee bei Lawinengefahr)
- Rafting Arms Syndrom (Wildes Paddeln des Ü-30ers, vor allem in gefährlichen Gewässern in der Nähe von Wasserfällen)
- Clinging Fingers Syndrom (Manisches Bergsteigen des Ü-30ers, vor allem auf ungesicherten Gipfeln über 700 Metern bei Schneesturm)
- Dancing Hips Syndrom (Euphorisches Zucken des Ü-30ers, vor allem auf der Tanzfläche in Anwesenheit 20 Jahre jüngerer Frauen und deren Lebensgefährten)

Folgen:
Dramatische Verletzungen, die oft zur vorübergehenden Bewegungslosigkeit führen und die verbleibende Lebenszeit um ein Vielfaches verkürzen

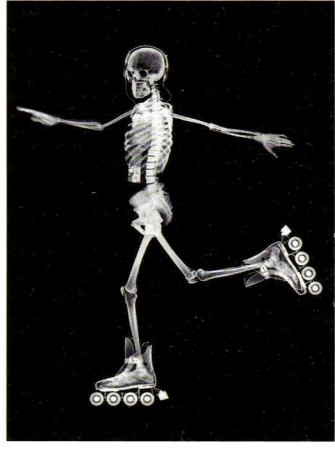

Aufgrund ihrer ständigen Mobilität ist es sehr schwer, Röntgenbilder von Ü-30ern mit Restless-Legs-Syndrom zu machen. Hier eine seltene Aufnahme.

Samaritis | *lat.: big spender*

Beschreibung:
Der Drang, vom eigenen Glück etwas abzugeben und ein besserer Mensch zu werden – jetzt, wo man es sich leisten kann

Häufiger Befall:
Um die Weihnachtszeit

Symptome:
Der Ü-30er spendet Geld, Kleidung, Rat, Trost, Ideen, Samen und gebrauchte Organe.

Gutartiges Auftreten bei:
Obdachlosenzeitungen, Plan International, SOS-Kinderdorf, Oxfam, Rotes Kreuz, Tsunami, Kindergärten in Problemgebieten, Unicef, Robbenbabys

Fragwürdiges Auftreten bei:
»El Condor Pasa« spielenden Panflötenindios, rumänischen Bob-Dylan-Interpreten, Silber-Pantomimen, fünfjährigen Hütchenspielern, betrunkenen Jongleuren, HastemalnEuros, Weihnachtsmännern mit Schnapsfahne, Autoscheibenputzern, Wachturm-Aposteln, Benefiz-Armbändern, »Tribute to Bambi«-Jacken, Live-Aid-Konzerten, Spendengalas in Nizza

Obacht:

Immer eine Spendenquittung verlangen, damit das Geld auch dahin kommt, wo es wirklich gebraucht wird! (Steuererklärung)

Sanfter Bruch | *lat.: ex und top*

Beschreibung:
Faire Trennung in gegenseitigem Einverständnis und dank innerer Reife

Beunruhigende Symptome:
- Die Expartner werden direkt nach dem Auseinandergehen ohne auch nur den Hauch von Groll beste Freunde, die sich jetzt sogar viel besser verstehen als vorher.
- Die getrennten Partner küssen sich zu Begrüßung und Abschied auf den Mund, necken sich liebevoll und machen rundherum den Eindruck eines frisch verliebten Paares.
- Wer das Porzellan bekommt, wer den Eames Chair und wer wann die Kinder, wird heiter bei einem Fläschchen Merlot besprochen.
- Freunde erfahren, dass die Expartner selbstverständlich weiterhin zusammen zu Einladungen, ins Kino und zum Bowlen kommen, schließlich mögen sie sich noch sehr, sehr gerne und haben ja auch viele schöne Jahre miteinander verbracht.
- Das Expaar entscheidet alles gemeinsam, feiert Familienabende, Schlittschuh-Samstage und Ponywald-Sonntage miteinander und fährt in den Ferien mit Kindern und Freunden in eine Finca nach Mallorca.

Befinden:
Blendend! Wieso?

Beruhigender Verlauf:
Geht einer der Expartner eine neue Beziehung ein, stellen sich beim anderen Expartner ganz normale Mordphantasien, Terror-Anrufe und gerichtliche Schlammschlachten ein, die zum Rosenkrieg führen, der den gesamten Landkreis für alle Zeiten spaltet.

Spätfolge:

Geht die neue Liebe des Ex-Partners 40 Jahre später in die Binsen, triumphiert der andere Ex-Partner: »Siehste!«

Schambereicherung | *lat.: scarlett o'haara*

Beschreibung:
Plötzlicher Haarwuchs im Intimbereich bei Frauen über 30

Mögliche Ursachen:
- Die Ü-30erin hat sich für alle Zeiten von Bikini und Stringtanga verabschiedet, und die Figur korrigierende Stützunterhose reicht vom Bauchnabel bis zum Oberschenkel.
- Der Langzeitpartner guckt ohnehin nicht mehr hin, und da die Wahrscheinlichkeit, einen neuen Partner zu finden, kleiner ist als die Wahrscheinlichkeit, vom Blitz erschlagen zu werden, sind die einzigen Männer, welche die Ü-30erin in Zukunft nackt sehen werden, der Gynäkologe und der Bestatter.
- Das Bücken beim Rasieren / Zupfen / Wachsen geht so ins Kreuz.

Folgen:
- Die Ü-30erin sieht nach Jahrzehnten des Kahlschlags wieder so aus, wie Gott sie geschaffen hat – also wie der ungerodete Amazonas-Dschungel.
- Wo vorher ein dürrer Strich oder ein albernes Dreieck war, ist jetzt Borat.

Mögliche Begleiterscheinungen:
Damenbart und Waigel-Augenbrauen

Männliche Reaktionen:
Haarig

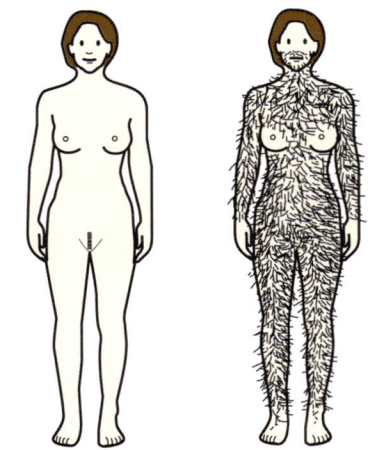

Vorher: Hollywood Cut / Nachher: Junglewood-Cut

Scheidensehn-Entzündung | *lat.: www.youporn.com*

Beschreibung:
Unterarm-Schmerzen durch das Anklicken von Livestream-Videos

Ursache:
Sexueller Notstand in der Langzeitbeziehung

Normaler Verlauf:
- YouPorn.com Light (BETA) lesbian
- YouPorn.com Light (BETA) 2 lesbians
- YouPorn.com Light (BETA) 2 hot lesbians
- YouPorn.com Light (BETA) 2 very hot lesbians
- YouPorn.com Light (BETA) 2 extremely hot lesbians
- YouPorn.com Light (BETA) 3 extremely hot lesbians
- YouPorn.com Light (BETA) 4 extremely fucking hot lesbians
- YouPorn.com Light (BETA) huge lesbian orgy
- YouPorn.com Light (BETA) huge lesbian orgy
- YouPorn.com Light (BETA) huge lesbian orgy
- YouPorn.com Light (BETA) huge lesbian orgy
- YouPorn.com Light (BETA) huge lesbian orgy
- YouPorn.com Light (BETA) huge lesbian orgy
- YouPorn.com Light (BETA) huge lesbian orgy
- YouPorn.com Light (BETA) huge lesbian orgy
- Fussball.de Hamburg
- Fussball.de Hamburg / Spieltag 5 / Ergebnisse
- Boerse-online.de
- Boerse-online.de / Zinskurs

Schlitzohr | *lat.: delictus kavalier*

Beschreibung:

Manisches Ausnutzen jeder winzigen Gesetzeslücke

Mögliche Symptome:

- Beim Hausbesuch des GEZ-Manns präsentiert sich der Ü-30er als strenggläubiges Mitglied der Amish People, das Fernsehen, DVD-Rekorder, Autoradio, Computer und Radiowecker nicht mal vom Hörensagen kennt.
- Der Ü-30er tischt der zuständigen Sachbearbeiterin seiner Haftpflichtversicherung einen haarsträubenden Krimi auf, der ihm in der Folge ein nagelneues 30-Gang-Carbon-Rennrad finanziert.
- Dank ausgeklügelter nasaler Sprachtechnik verschafft der Ü-30er sich Glaubwürdigkeit und Mitgefühl bei telefonischen Krankmeldungen im Büro.
- Der Ü-30er kennt die Standorte aller Blitzampeln der Stadt inklusive der millimetergenauen Abbremsentfernungen, um ungeblitzt davonzukommen.
- Der Ü-30er führt jede Mieteinnahme am Fiskus vorbei, setzt aber wiederum jeden Pyjama als Bürobedarf ab.
- Mit unschuldigem Schlendergang schmuggelt der Ü-30er bleischwere, mit zollpflichtigen US-Waren gefüllte Koffer an den Flughafen-Zollbeamten vorbei.
- Der Ü-30er lädt technisch versierte Freunde regelmäßig zum Abendessen, um sich dann von ihnen ohne Eigenrisiko die neuesten schwarz heruntergeladenen Sopranos-Folgen auszuleihen.
- Mit Hilfe ausgefeilter Puste-Techniken gelingt es dem Ü-30er selbst im Vollrausch, Nüchternheit am Steuer vorzutäuschen.

Obacht:

Je lautstärker der Ü-30er mit seiner Schlitzohrigkeit im Bekanntenkreis herumprahlt, desto größer die Wahrscheinlichkeit, dass der Freund eines Freundes eines Bekannten sich als Polizist herausstellt und ihn einbuchtet.

Schnarchnase | *lat.: der feind in meinem bett*

Beschreibung:
Ohrenbetäubende und trommelfellerschütternde nächtliche Lärmbe-
lästigung durch männliche Ü-30er

Angebliche Ursache:
Schutz vor wilden Tieren

Tatsächlicher Befund:
Nächtliche Attacken durch wilde Tiere sind eine von der Evolution
eliminierte Gefahr.

Mögliche Behandlungen:
- Leise mit der Zunge schnalzen
- Laut mit der Zunge schnalzen
- Den Schnarchenden mit dem Ellbogen puffen
- Den Schnarchenden in die Seitenlage rollen
- Den Schnarchenden ans Schienbein treten
- Die Nase des Schnarchenden mit einer Schraubzwinge schließen
- Den Mundraum des Schnarchen-
  den mit einer Pampelmuse und
  Klebeband versiegeln
- Das Gaumensegel vorsichtig mit
  einer Nagelschere heraustrennen
- Das Bett zum offenen Fenster
  schieben und in Kippstellung
  bringen

Höchstwahrscheinliche Folgen:
Chhhr, Chhhr, Chhhr

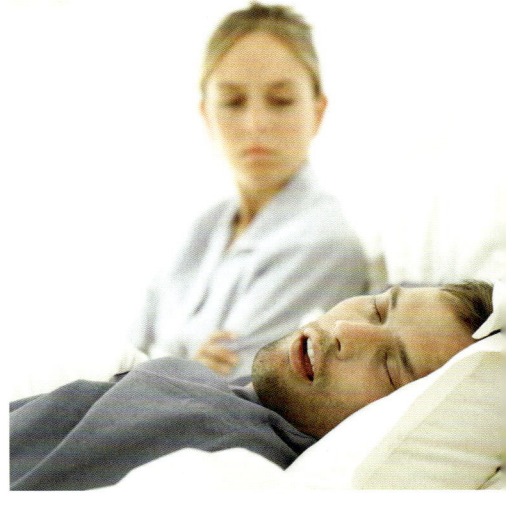

*Nicht selten ist das Schnarchen sorgloser
Ü-30er Auslöser schwerer, bewaffneter
Überfälle mit Todesfolge.*

Seelenheil | *lat.: buddha of suburbia*

Beschreibung:
Plötzliche Hinwendung zu fernöstlicher Religiosität

Oberflächliche Gründe:
Die Spiritualität des Alters

Tiefere Gründe:
Richard Gere, Mehmet Scholl, Tina Turner

Mögliche Symptome:
- Der ehemals aufrechte Atheist, der stets ablehnte, an einen alten Mann mit Bart und gütigem Lächeln zu glauben, huldigt nun hingabevoll einem alten Mann mit Hornbrille und gütigem Lächeln.
- Der Ü-30er, der kirchlichen Gebetsritualen stets mit aufgeklärtem Ungläubigen-Blick und in der Hosentasche vergrabenen Händen begegnete, findet sich jetzt kniend vor seinem Hausaltar (IKEA LACK Beistelltisch mit IKEA HJÖRDIS Meterware / 4,95 €) wieder.
- Der Ü-30er, der den heiligen Geist nicht vom Osterhasen und die Heiligen Drei Könige nicht von den zwölf Aposteln unterscheiden kann, referiert fließend über die fünf Tibeter, die vier edlen Wahrheiten und den achtfachen Pfad.
- Von der Wohnzimmerwand lächelt der Dalai Lama herunter, in jedem Zimmer qualmen Räucherkegel und Räucherstäbchen, im Vorgarten flattern lustig Gebetsfahnen zwischen Briefkasten und Fahrradständer.
- Der Ü-30er, der Nirwana bislang für eine Popgruppe oder aber den geheimnisvollen Ort hielt, an dem seine Autoschlüssel immer verschwinden, pilgert nun alljährlich nach Lhasa, besucht jeden Zen-Tempel, fastet, meditiert und trägt eine Bodhibaumholz-Mala um den Hals, in der Hoffnung auf baldige Erlösung.

Tipp:
Wenn die Erkrankung abgeklungen ist, lassen die fernöstlichen Devotionalien sich in farbenfrohe Putzlappen oder Gästehandtücher verwandeln.

Serienjunkie | *lat.: hbo*

Beschreibung:
Der Wunsch nach gehobenem und altersgemäßem Home-Entertainment führt viele Ü-30er in die Abhängigkeit von ausländischen TV-Serien.

Gefährliche Erreger:
Six Feet Under, Sopranos, Mad Men, IT Crowd, Dexter, Lost, The Wire, Sex and the City, Deadwood, 24

Folgen 1-12:
- Um als Erster an Lost, Staffel 5 OmU zu kommen, ist der betroffene Ü-30er zu jeder Form von Beschaffungskriminalität bereit.
- Das typische Erscheinungsbild eines Serienjunkies ist geprägt von starker Gewichtszunahme (Flips, Chips, Erdnuss-TV-Mischung), begleitet von bläulich angeleuchteter Gesichtshaut.
- Die Unfähigkeit, den Aus-Knopf zu drücken, führt zu Dauer-Schlaflosigkeit.

Fieberhafte Erregung bei brennenden Fragen:
- Ist Brenda schwanger?
- Muss Tony sterben?
- Verlässt Don seine Frau?

Risiko:

Verunreinigung der häufig aus dubioser Quelle (Kollege) bezogenen Suchtmittel wie: schlechte Detailschärfe, Streifen am Bildrand, keine Untertitel, ruckelige Wiedergabe.

Flächenbrandartige Ansteckung:
USB-Stick

Heilmittel:
GZSZ, Lindenstraße, Marienhof

Silberblick | *lat.: dow jones*

Beschreibung:

Während der junge Mensch eingehendes Geld möglichst schnell und nutzlos auf den Kopf haut, hat der Ü-30er stets sein Vermögen im Blick.

Erscheinungsformen:

Konten, Fonds, Immobilien, Wertpapiere, Lebensversicherungen, Schiffsanleihen, Peking-Süd-Schuldverschreibungen

Verlauf:

Mit kritischem Kostolany-Blick prüft der Ü-30er die Anlage-Vorschläge seines Vermögensberaters.

Mit sicherem Blick entscheidet er sich für den Global-Akkumula Top-Ten-Invest-Bluechip-Fonds, Risikostufe 5.

Mit gierigem Blick durchforstet er Finanzmagazine nach Schlagzeilen wie »Die 15 besten Wertanlagen« oder »Jetzt steuerfrei investieren, im Alter absahnen«.

Mit bangem Blick verfolgt er online und in realtime die Börsenkurse und den eigenen Aktienverlauf. Fällt der Dax um 0,1 %, macht er auf hartz.blogg.de ganz Deutschland mit apokalyptischen Rezessions-Prognosen verrückt. Steigt der Dax um 0,1 %, bestellt er bei der örtlichen Porsche-Niederlassung einen 911er vor.

Mit hektischem Blick versucht er, erlittene Verluste mittels riskanter Aktien-Umschichtungen zu kompensieren.

Endstadium:

Mit irrem Blick und kurz vor der Totalpleite setzt der Ü-30er schließlich sein restliches Geld bei einem privaten Wettanbieter auf einen Auswärtssieg des VfL Wolfsburg am Samstag bei den Bayern.

Sitzfleisch | *lat.: chair holder*

Beschreibung:
Karriereförderliche Wucherung

Mögliche Symptome:
- Der Ü-30er sitzt so lange stoisch jede Konjunkturschwäche und jeden Führungswechsel im Betrieb aus, bis ihm schon aus orthopädischen Gründen der Chefsessel angeboten wird.
- Der Ü-30er harrt so lange eisern auf der Ersatzbank seines Fußballvereins aus, bis er schon aus Platzgründen in den Trainerstuhl gesetzt wird.
- Die Ü-30erin singt so lange krumm und schief im Kirchenchor, bis ihr schon aus akustischen Gründen die Chorleitung übergeben wird.

Befinden:
Eisern, zäh, dickfellig

Guter Rat:
Durchhalten!

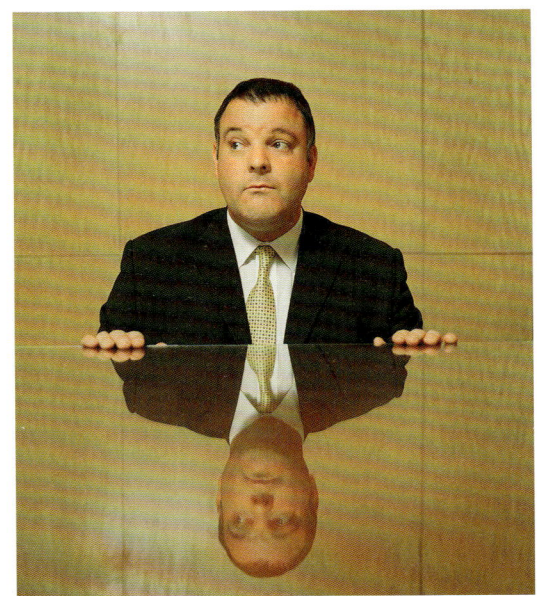

Extremes Sitzfleisch führt dazu, dass der Ü-30er am Arbeitstisch festwächst, was sich bei Kündigungswellen als vorteilhaft herausstellt.

Sonnenallergie | *lat.: piz ruin*

Beschreibung:
Die Angst des Ü-30ers vor UV-bedingter Hautalterung

Auslöser:
Der erste Altersfleck

Mögliche Folgen:
- Der Ü-30er meidet die Sonne und verlässt das Haus nur im Notfall, nach 17 Uhr und mit Lichtschutzfaktor 200.
- Statt Badeferien auf Ibiza macht der Ü-30er nun Bildungsreisen auf die Faröer-Inseln oder nach Chabarowsk.
- Der Körper des Ü-30ers ist jetzt so blass, dass man bei seinem Anblick schneeblind wird.
- Der Ü-30er sieht aus wie eine blasse Kreuzung aus Michael Jackson und Marilyn Manson, nur an Halsrand und Fingerspitzen zeichnen sich ganzjährig scharf abgegrenzte, karottenfarbene Selbstbräuner-Ränder ab.

Lichtblick:
- Endlich wieder Regen! Da freuen sich die Pflanzen!
- So ein Graupelschauer ist doch was Feines.
- Kinder, schaut mal: Hagel! Lasst uns rausgehen!!

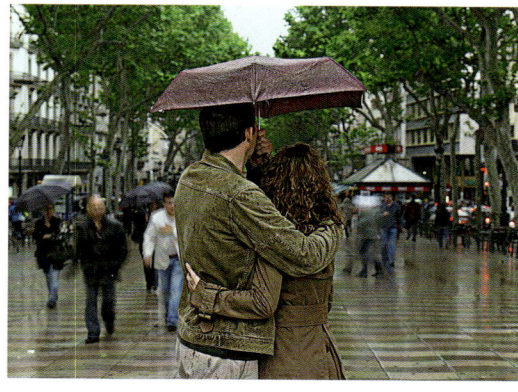

Zwei mit 80-Stunden-UV-Schutz behandelte Ü-30er genießen einen herrlichen Platzregen.

Spa-Bereich | *lat.: bad salzuflen*

Beschreibung:

Ort überirdischer Glückseligkeit, dessen alleinige Erwähnung schon die Augen von Ü-30ern vorfreudig glänzen lässt, wie früher nur Vanilleeis, Weihnachten und Kettenkarussell es vermochten

Allheilung bei:

Alltagskrise, Beziehungskrise, Familienkrise, Jobkrise, Nahost-Krise, globale Erderwärmung

Wirkung:

Die Blinden werden sehend, die Lahmen werden gehend, die Tauben werden hörend, die Aussätzigen werden rein, die Toten werden wieder auferstehend.

Behandlung in drei Stärkegraden:

Spa-Paket I: Der Ü-30er schwitzt fünf Minuten pflichtbewusst in der 50°-Farbtherapie-Sauna, um dann die restlichen drei Stunden in unförmigem Frottee-Bademantel im Ruheraum abzuhängen und alle Yellow-Press-Erzeugnisse zu verschlingen, die der Lesezirkel hergibt.

Spa-Paket II: Der Ü-30er köchelt fünf Minuten brav in der 70°-Kräuter-Sauna, um dann die verbleibenden vier Stunden regungslos im Whirlpool zu sitzen und durch halbgeschlossene Augen heimlich die körperlichen Eigenschaften anderer Spa-Gäste zu studieren.

Spa-Paket III: Der Ü-30er gart fünf Minuten tapfer in der 90°-Finnischen Sauna, um dann die übrigen fünf Stunden im Spa-Restaurant zu sitzen und sich genüsslich den Rehrücken in Burgundersauce an Kartoffelknödeln, einen schweren Rotwein und einen Fitness-Salat einzuverleiben.

Folgen:

Der Ü-30er fühlt sich wie neugeboren.

Später Tripper | *lat.: mega pack*

Beschreibung:
Zunehmende Belastung und Unbeweglichkeit im Urlaub

Juveniles Stadium:
Ich packe meinen Koffer und nehme mit: eine Zahnbürste und ein Interrail-Ticket.

Seniles Stadium:
Ich packe meinen Koffer und nehme mit: eine elektrische Zahnbürste mit Ersatzaufsatz, eine Tageszahncreme, eine Nachtzahncreme, eine Spezial-Antikaries-Zahncreme, ein Mundwasser, eine Zahnseidebox, eine Munddusche mit Wechseldüse, eine Antiknirsch-Nachtschiene, einen Kulturbeutel, eine Kosmetiktasche, eine Schmucktasche, einen Haartrockner, eine Lockenschere, eine Medikamententasche, eine Erste-Hilfe-Box, ein Flugticket, eine Kopie des Flugtickets, einen Personalausweis, eine Kopie des Personalausweises, eine Kreditkarte, eine EC-Karte, einen Zettel mit Ausland-PINs, eine Klarsichthülle mit Hotel-Adressen, Hotelsreservierungs-Bestätigungen, Auslandskrankenversicherungsschein, Rundumsorglos-Versicherung und Kopien der Hotel-Adressen, Hotelsreservierungs-Bestätigungen, des Auslandskrankenversicherungsscheins und der Rundumsorglos-Versicherung und Telefonnummern der deutschen Botschaft, eine Landkarte, einen Stadtplan, einen Lonely-Planet-Reiseführer, einen Baedecker-Reiseführer, ein Basis-Wortschatz-Lexikon, ein Handy, ein Handy-Aufladegerät, einen Auslandsadapter, einen Adresskalender, einen iPod mit Kopfhörern, ein iPod-Aufladegerät, drei Rollkoffer, ein Handgepäckstück, ein Flight-Kissen, Anti-Thrombose-Strümpfe, Fluglektüre.

Vorbeugende Vorsichtsmaßnahmen:
Natürlich hat der in die Ferne reisende Ü-30er, um ganz sicherzugehen, schon im Voraus das Veggie-Menü und den Sitzplatz am Notausgang bestellt, das Reisewetter gegoogelt, den besten Strand geyoutubed, das beste Hotelzimmer, den geheimsten Strandplatz und den leckersten Mango-Milkshake im Lonely Planet markiert und gebunkert.

Spätkindliches Trauma | *lat.: mama culpa*

Beschreibung:

Mit über 30 immer noch die Eltern für alles verantwortlich machen, was schiefläuft

Mögliche Auslöser:

- Ärger mit dem Chef (Kein Wunder, mein Vater hat mich nie richtig akzeptiert)
- Der Mietvertrag läuft aus (Meine Eltern hätten lieber ein Mädchen gehabt)
- Die Fonds floppen (Ich wurde als Baby nicht gestillt)
- Das Joghurt schimmelt (Zu frühes Töpfchentraining)
- Die Haare sitzen nicht (Ich war sowieso immer nur der Zweitlieblingssohn)

Mögliche Therapien:

- Eigene Kinder zeugen und diesen dann alles in die Schuhe schieben
- Keine Kinder zeugen und dem Partner alles in die Schuhe schieben
- Ledig und kinderlos bleiben und alles auf die Regierung schieben

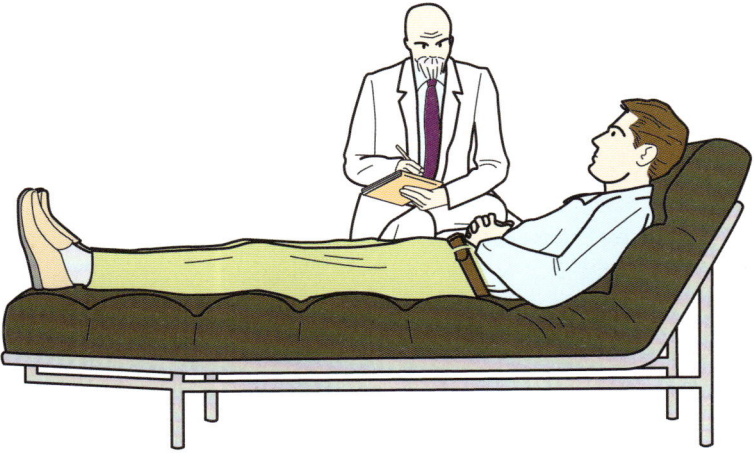

Die Psychotherapie verzeichnet triumphale Erfolge auf dem Gebiet des spätkindlichen Traumas und auf dem Bankkonto des behandelnden Arztes.

Spottverletzung | *lat.: prostata!*

Beschreibung:
Häme über das biblische Alter des Ü-30ers

Gehäuftes Auftreten:
An jedem Geburtstag ab dem 30. Lebensjahr

Harmlose Symptome:
- Der Ü-30er bekommt zum Geburtstag lustige T-Shirts mit Aufdrucken wie »Ich bin alt. Bitte helfen Sie mir über die Straße!«, Bücher mit Titeln wie »In dieser Zitrone ist noch viel Saft« sowie humorig gestaltete Care-Pakete mit Doppelherz-Kraft-Tonikum, Rheuma-Decke und Lesebrille.
- Jeder kleine Versprecher oder Verrechner des Ü-30ers wird mit wieherndem Gelächter, Hochleistungs-Augenzwinkern, Schulterklopfen und diskreditierenden Satzfragmenten wie »Ja, ja, das Alter ...!« und »Tja, wenn der Alzheimer erst mal zuschlägt ...« quittiert.
- Kommt der Ü-30er nach dem Erklimmen von zwanzig Stockwerken, 40 Kilometer Rennradfahren oder dem Durchschwimmen des Ärmelkanals geringfügig aus der Puste, ist ihm die Diagnose »Na ja, man ist eben nicht mehr der Jüngste!« sicher.

Lahme Abwehr:
»Komm du erst mal in mein Alter!«

Viel bedrohlichere Symptome:
Niemand macht mehr Witze übers Alter.

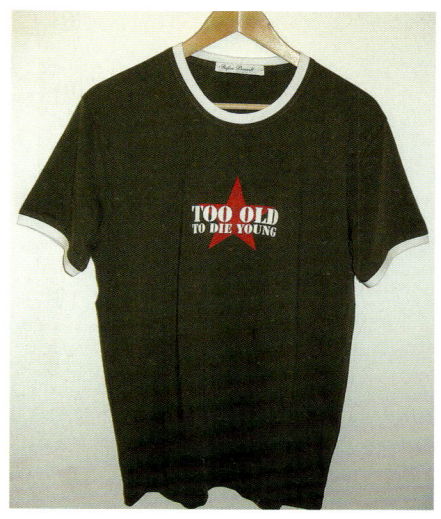

Mit solchen Aufmerksamkeiten verschaffen Schenkende sich einen festen Platz im Herzen des Ü-30er.

Sprach-Verstümmelung | *lat.: sv*

Beschreibung:
Unheilsamer Drang von Ü-30ern, sich im Zeitalter moderner Kommunikation kurz zu fassen

Ursache:
Zeit ist kostbar.

Anfängliches Stadium:

ILD	Ich liebe dich.
AKLA	Alles klar?
KO30MIN	Komme in 30 Minuten.
KA	Keine Ahnung!
LG	Lieben Gruß

Fortgeschrittenes Stadium:

HDMSIG?	Hast du meine Socken irgendwo gesehen?
GAMWIPF	Gruß aus Malle. Wetter ist perfekt.
SOWGDEVAWAIBEE	Sorry wegen deines Vaters. Wann ist Beerdigung?
BSADKINVD	Bin schwanger, aber das Kind ist nicht von dir.

Spätes Stadium:

WIEVWUAZFHFIZD	Wenn ich ein Vöglein wär,
	Und auch zwei Flüglein hätt',
	Flög ich zu dir; weil's aber nicht kann sein,
	Bleib ich allhier. Bin ich gleich weit von dir,
	Bin doch im Schlaf bei dir, Und red mit dir:
	Wenn ich erwachen tu, bin ich allein.
	Es vergeht keine Stund' in der Nacht,
	Da mein Herze nicht erwacht,
	Und an dich denkt, dass du mir vieltausendmal
	Dein Herz geschenkt.

Befinden:

KUS	Kurz und schmerzlos

Sprechblasen | *lat.: mum pitz*

Beschreibung:
Banale Ergüsse von Menschen über 30, die diese selbst unter der Rubrik
»Altersweisheit« verbuchen

Mögliche Ausdrucksformen:
- Aus dem Alter bin ich, Gott sei Dank, raus.
- Ibiza hat wirklich schöne Ecken.
- Ich esse jetzt viel bewusster.
- Tja, die Welt ist klein.
- Nivea schneidet immer am besten ab.
- Geld macht auch nicht glücklich.
- Das ist alles psychosomatisch.
- Steinbock? Aha. Deshalb.
- Menschen mit gelebtem Gesicht sind einfach schöner.
- Die Zeit heilt alle Wunden.
- Wer weiß, wozu's gut ist.
- Man trifft sich immer zweimal im Leben.
- Ich möchte echt nicht noch mal zwanzig sein.
- Man soll den Tag nicht vor dem Abend loben.
- Die Haut vergisst nichts.
- Stalaktiten sind die, die hängen.
- Sofort Salz drauf, dann ist der Fleck morgen weg.
- Gegen Kater hilft Aspirin vorm Zubettgehen.
- Außer Spesen nichts gewesen.
- Hauptsache gesund.
- Man gewöhnt sich an alles.
- Man wird nicht jünger.
- Spaß muss sein.
- Wie man's macht, macht man's verkehrt.
- Ein gutes Pils braucht sieben Minuten.
- Etwas Schwund ist immer.
- So jung kommen wir nicht mehr zusammen.
- Kalt duschen hilft.

Stehempfängnis | *lat.: bore-out*

Beschreibung:
Müdes Ereignis, das die wilden Partys von früher abgelöst hat

Mögliche Symptome:
- Alle Gäste sind über 30, verliebt, verlobt oder verheiratet, und wenn nicht, gibt es dafür triftige Gründe.
- Statt mit einer fremden Zunge im Mund über die Tanzfläche zu schieben, balanciert man mit einer Pobacke auf der Ligne-Rose-Sofakante oder steht sich an einem Plastiktisch die Beine in den Bauch.
- Die Gespräche kreisen um Job, Kinder, den geplanten Dachausbau oder den letzten Hexenschuss, und man kennt die Anekdoten der anwesenden Gäste schon so gut, dass man sie mitsprechen kann.
- Nach zwei Gläsern Prosecco-Waldmeister schwinden die Beine, jedes weitere Glas führt zum Kater des Jahrhunderts, der fünf Tage lang alle körperlichen Funktionen außer Gefecht setzen wird.

Komplikation:
- Da im Gegensatz zu früher nicht nur Nudelsalat und Bier gereicht werden, sondern Garnelen auf Pumpernickel mit Wachtelei und Lachskaviar, Kartoffelkugeln mit Gürkchen auf Weißbrotscheiben, Forellentatar und Meerrettich, Blätterteigtaschen mit einer pikanten mexikanischen Füllung, und Yakitori Hähnchenspieße (s. Kochwahn, Seite 109), wäre es unhöflich, um 21.30 Uhr nach Hause zu gehen.
- Die Wahrscheinlichkeit, dass die Polizei anrückt und die Party auflöst, ist genauso klein wie der Carla-Bruni-Lärmpegel aus dem Tivoli-CD-Player.

Chance:

Um 23 Uhr erschrocken auf die Armbanduhr schauen und sagen: »Ups! Wir müssen den Babysitter ablösen!« (falls der Nachwuchs unter 18 ist) oder auf den schon im Vorfeld erörterten Ischias verweisen, der nach einer Liegeposition auf dem heimischen Sofa verlangt.

Steinzeit-Syndrom | *lat.: verdamplangher*

Beschreibung:

Sich wie Ötzi fühlen, wenn man seinen Kindern oder jüngeren Kollegen von früher erzählt und plötzlich deren mitleidige Blicke bemerkt

Mögliche Ausdrucksformen:

- »Damals, als ich ein Baby war ...« (4000 Mio v. Chr., als die Erde aus kosmischen Gasen entstand)
- »Mein erstes Wort war *Schaukel*!« (3500 Mio v. Chr., als der Erdball eine Kruste bildete)
- »Oma schenkte mir damals das Bonanza-Rad.« (2000 Mio v. Chr., als die ersten Einzeller sich zu Mehrzellern entwickelten)
- »Als ich mit'ner Vierminus heimkam, gab's Zoff!« (ca. 420 Mio v. Chr., als die ersten Fische an Land gingen)
- »›Horses‹ von Patti Smith. Das war eine Zeit!« (150 Mio v. Chr., als die Dinosaurier ausstarben)
- »Ich musste jede Semesterferien Zeitung austragen!« (70 Mio v. Chr., als die dritte große Eiszeit ausbrach)
- »Dann zogen Papa und ich nach Eimsbüttel und Bruno kam zur Welt.« (23 Mio v. Chr., als die ersten Hominiden in Afrika entdeckt wurden)

Trügerische Wahrnehmung:

Aber das war doch alles erst gestern!

Wirklichkeit:

Nee. Gestern waren die Darm- spiegelung, das Altersvor- sorge-Gespräch mit dem Ver- sicherungsberater und die Anpassung der Lesebrille.

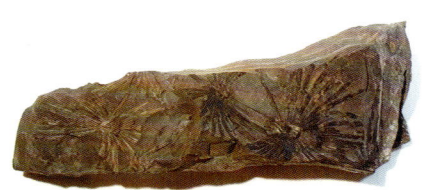

Mein erstes Taschenmesser. Ich weiß es noch, als wär es heute.

Tanzpein | *lat.: ü-thirty dancing*

Beschreibung:
Peinliche Vorführung auf dem Dancefloor

Mögliche Abfolge:
Nach einem opulenten Mahl mit Freunden hat der angeheiterte Ü-30er die brillante Idee, in den Club zu gehen, von dem sein Praktikant neulich erzählt hat.

Unter den skeptischen Blicken des Türstehers verschafft er sich und seinen Freunden Eintritt ins »Pudels« (Ich kenn den, der das hier macht!) und bahnt sich stolz den Weg zur Bar.

Hier schmeißt der Ü-30er eine Runde Vodka Red Bull, lässt seinen Blick über die tanzende Masse gleiten und brüllt seinen Freunden mit Kennermiene zu: »Techno!«

Zwei Vodka Red Bulls später faltet er seinen Trenchcoat über den Barhocker, löst sich wortlos vom Tresen, stellt sich mit Geschäftsführer-Blick neben das DJ-Pult und brüllt: »Hast du auch was anderes?« Er beginnt, in den ihm völlig unbekannten Platten des DJs zu wühlen, und zieht eine Platte hervor, deren Namen er meint, irgendwo gehört zu haben.

Zu den Anfangsklängen von Linkin Park beginnt der Ü-30er, den Oberkörper entgegen dem Takt zu wiegen. Dann prescht er unvermittelt durch die Tanzenden hindurch auf die Tanzflächenmitte und verfällt in Verrenkungen, die in keinem Kontext zu Musik, Rhythmus oder den ihn umgebenden Tanzenden stehen. Er kreist großräumig mit den Hüften, rudert mit den Armen, ballt die Fäuste, boxt in die Luft, stößt das Becken vor, stampft, hüpft, springt und macht im Großen und Ganzen den Eindruck einer Mülltonne, die sich schüttelt.

Auf dem Höhepunkt der Tanzpein schürzt der Ü-30er die Lippen, singt laut mit und nimmt selbstbewusst Augenkontakt zu den ihn fassungslos beobachtenden jungen Frauen auf.

Was tun?

Unauffällig von der Tanzfläche stehlen, nach Hause gehen, »Musikantenstadl« schauen

Thronsturz | *lat.: et tu, brute!*

Beschreibung:

Mir nichts, dir nichts von der nachrückenden Generation entsorgt werden

Symptome:

- Nachdem der Ü-30er Jahre damit zugebracht hat, in Extrempflughaltung vor seinen Kindern die Schweizer Skipisten hinabzukriechen, frierend am Fuß des Anfängerhügels zu stehen und frenetisch am Abschlusslauf-Parcours zu applaudieren, schießen die undankbaren Gören nun, Spöttisches rufend, auf Snowboards am Ü-30er vorbei, noch bevor der seine Skischuhe festzurren kann.
- Nachdem der Ü-30er seinem Kind die ersten hörbaren Kinderkassetten besorgt, die ersten coolen iTunes-Mixe erstellt und die ersten hippen Konzertkarten gekauft hat, schämt das undankbare Balg sich nun in Grund und Boden, wenn sein peinliches Elternteil es wagt, zu Justin Timberlake zu tanzen, zu singen oder auch nur mit dem Fuß zu wippen.
- Nachdem der Ü-30er seinen Kindern kieferorthopädische Zahnkorrektur, Kontaktlinsen, Fußeinlagen, Reiterhosenspeck-Absaugung und True-Religion-Jeans finanziert hat, sehen die undankbaren Sprösslinge nun aus wie die Hauptdarsteller aus »High School Musical« und möchten vor ihren Freunden nicht mehr mit dem alternden, unperfekten Elternteil gesehen werden.

Bitterer Befund:

Undank ist der Welten Lohn.

(Letztes) Probates Mittel:

Enterbung

Titelschwellung | *lat.: ceo*

Beschreibung:

Hat die berufliche Karriere des Ü-30ers ihren Zenit überschritten, schwinden Verantwortung und Aufstiegschancen und werden durch beeindruckende Titel kompensiert.

Mögliche Ausdrucksformen:

- Office Manager of the Telephone
- Senior Vice President of the Coffeemachine
- Executive Watering Chairman of Office Plants
- Organizing Director of Geburtstagsständchen
- Chief Financial Officer of the Betriebsfeierkasse
- Front Door Opening Director

Wirkungsort:

Jeden Morgen, Punkt acht, letzte Tür im Gang, zwischen Materialraum und Toilette

Begleitende Erscheinungen:

Der Ü-30er schindet zu Hause mächtig Eindruck mit seinem angeschwollenen Titel, allerdings nur, bis der nicht angeschwollene Gehaltszettel auftaucht.

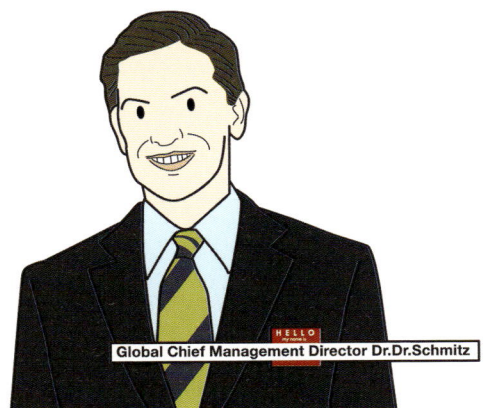

Titelschwellung ist in der Regel harmlos, aber etwas sperrig.

Tränensack | *lat.: bu hu!*

Beschreibung:
Ü-30er, die bei jeder Gelegenheit feuchte Augen kriegen

Ursache:
Druck auf die Tränendrüse

Garantierte Auslöser:
- Zeitungsberichte, in denen Kindern Böses widerfährt
- Fernsehdokumentationen über Geburten
- Ein Song aus der eigenen Jugend im Radio
- Düfte aus der Vergangenheit, z. B. Patchouli-Parfüm oder Respond Grüner-Apfel-Shampoo
- Alle Zeitschriftenartikel über Robben
- Das Anschauen alter Fotos oder Filmaufnahmen von seinen Eltern oder Kindern
- Die Nationalhymne
- Paul Potts singt »Nessun Dorma«
- Bambis Vater sagt: »Du musst jetzt ganz tapfer sein und lernen, auf dich allein aufzupassen.«

Garantierte Folge:
Rotz und Wasser

Was tun?
Heul doch.

Treuegeschwür | *lat.: payback*

Beschreibung:
Wuchernde Ansammlung von Kundenkarten im Ü-30-Portemonnaie

Schmerzliche Langzeitfolgen:
Shopping-Tasche »Diana«, Lady-Rasierer, Körperfettwaage, Tupperware-Frühstücks-Set, Diddl-Maus-Badminton-Schläger, Spargeltopf, Hängesessel »Lucky«, Akku-Tischstaubsauger

Komplikationen:
- Ist der Ü-30er mit der grünen Einkaufstasche an der Kasse, ist die Kundenkarte garantiert in der roten Tasche.
- Ist der Ü-30er mit der roten Einkaufstasche an der Kasse, ist die Kundenkarte garantiert in der blauen Tasche.
- Ist der Ü-30er mit der richtigen Tasche und der richtigen Kundenkarte an der Kasse, ist der gewünschte Artikel nicht im Bonusprogramm enthalten.
- Ist der Ü-30er mit der richtigen Tasche und der richtigen Kundenkarte an der Kasse und ist der gewünschte Artikel im Bonusprogramm enthalten, streikt der Scanner.
- Ist der Ü-30er mit der richtigen Tasche und der richtigen Kundenkarte an der Kasse und ist der gewünschte Artikel im Bonusprogramm enthalten und funktioniert der Scanner, ist inzwischen so viel Zeit verstrichen, dass die bisher gesammelten Punkte verfallen sind.

Nebenwirkung:
Lebenslang nette Post von allen Unternehmen Deutschlands auf allen Kanälen

Wenn Sie in Ihrem Buchhandel 20.000 Exemplare von »Ü-30-Krankheiten – Der große Ratgeber« kaufen und diesen Ü-30-Kundencoupon vorlegen, bekommen Sie einen feuchten Händedruck von der Autorin.

Übercoolung | *engl.: seen it, done it, been there*

Beschreibung:
Chronischer Begeisterungsmangel

Mögliche Erscheinungsformen:
- Der Ü-30er lächelt nachsichtig über klatschende Fluggäste, würde sich aber selbst lieber beide Hände abhacken, als dem Flugzeugpiloten, der bei Orkanstärke sechs, mit drei ausgefallenen Turbinen und gegen alle Naturgesetze dank eines brillanten Wendemanövers eine präzise Punktlandung hingelegt hat, Beifall zu zollen.
- Niemals würde der Ü-30er bei einer zufälligen Begegnung mit Johnny Depp, Nelson Mandela oder dem Papst auch nur mit der Wimper zucken, sondern er starrt stattdessen eisern am A-Promi vorbei und fährt sich dabei eine schlimme Augenmuskelverzerrung ein.
- Selbst angesichts des Urknalls würde der Ü-30er keine Miene verziehen, sondern stoisch das Telefonat mit seinem Steuerberater fortsetzen und später kritisch anmerken, dass der Urknall ganz okay war und ihn an eine Szene aus »Sin City« erinnert habe – aber mit mehr Längen.

Diagnose:
Ich hab schon GANZ andere Sachen gesehen.

Untertrieb | *lat.: peter panic*

Beschreibung:
Verzweifeltes Abrunden des eigenen Alters – mit der trügerischen Hoffnung, dadurch jünger zu wirken

Faustregeln:
- Wer sich als »Ende dreißig« ausgibt, feiert garantiert am nächsten Tag den vierzigsten Geburtstag.
- Wer auf die Frage nach dem Alter »Anfang vierzig« antwortet, ist mindestens vierundvierzigeinhalb.
- Wer sein Alter mit »um die vierzig« angibt, ist niemals unter, sondern immer über vierzig.
- Wer sich als »über vierzig« bezeichnet, befindet sich definitiv auf dem Nachhauseweg des Lebens – irgendwo zwischen sechzig und scheintot.

Zusätzliche, komplizierte Begleiterscheinung:
Wer bei der Angabe seines Alters untertrieben hat, dass sich die Balken biegen, will in der Regel auch noch hören, dass man niemals gedacht hätte, dass er schon so alt ist, und dass er für sein Alter wirklich unfassbar jung aussieht.

Die erfreulichen Auswirkungen des Untertriebs auf die deutsche Alterspyramide

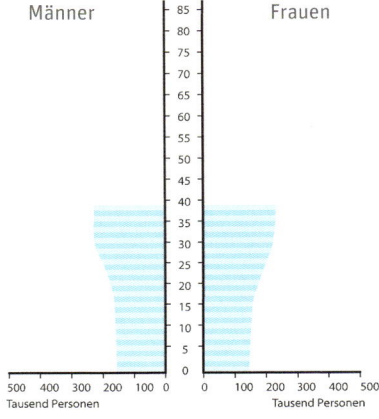

Verdorbene Gedanken | *lat.: pfui teufel*

Beschreibung:
Der Ü-30er wittert selbst beim harmlosesten Anlass Sodom und Go-morrha.

Ursache:
Verlorene Unschuld

Mögliche Erreger:
- Ein Mann und zwei Frauen
- Zwei Männer und eine Frau
- Eine Frau und ein Pferd
- Ein Staubsauger und ein Mann
- Ein Schaf und ein Mann
- Eine Frau und eine Salatgurke
- Ein Priester und ein Chorknabe
- Eine Hausfrau und ein Postbote
- Ein Mann und ein Trenchcoat
- Ein Mann und ein Hamster
- Ein Prinz und ein Tampon
- Ein Minister und eine Gummimaske

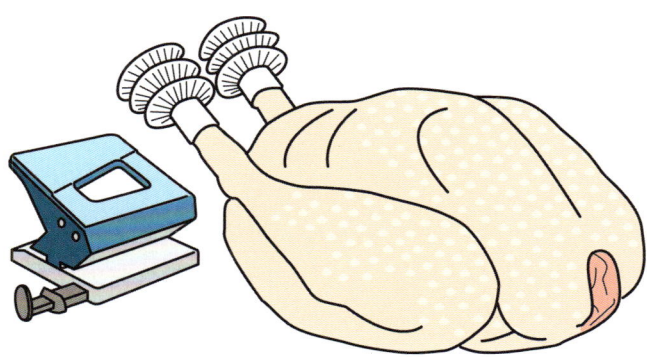

Oh, là, là. Was geht denn hier wieder, knick-knack?

Verfolgungswahn | *lat: c.i.a.*

Beschreibung:
Ü-30er, die davon überzeugt sind, dass sie inzwischen so wichtig sind, dass sie bespitzelt werden

Auslöser:
Telekom-Affäre, Lidl-Überwachung, Schlecker-Skandal

Verdachtserhärtende Symptome:
- Die Kinder geben sich plötzlich Namen wie »Deep Throat«, »Opal« oder »Rheingold«.
- Der Ehemann spricht die Wocheneinkaufs-Liste in die Wohnzimmer-Lampe.
- Die Freundin kommt nicht mit zum Italiener, sondern schaut sich den Abend nachher als Video an.
- Das neue, südamerikanische Au-pair-Mädchen fährt einen Trabant und spricht mit sächsischem Akzent.
- Hinter dem Badezimmerspiegel sind Schreibmaschinen-Geräusche zu vernehmen.

Begleiterscheinungen:
Überwachungsfieber und Abhörpanik

Erschütternde Wahrheit:
Wahrscheinlich guckt sowieso wieder kein Schwein.

Vitamin-B-Sucht | *lat.: kredi & bledi*

Beschreibung:
Fieberhaftes Netzwerken in Internet-Portalen

Mögliche Symptome:
- Der Ü-30er, der als Jugendlicher eisern die Volkszählung boykottierte, stellt nun fröhlich private Fotos, Geburtsdaten, Hobbys, Freunde und geschlechtliche Neigungen ins Netz, wo sie weltweit von hundert Millionen interessierten Usern, der Werbeindustrie und dem Chef besichtigt werden können.
- Der Ü-30er verbringt täglich den halben Arbeitstag damit, sein Profil zu verfeinern, seinen Status upzudaten, lustige Fotos und Videos einzuladen, pfiffige Kommentare und schlagfertige Antworten zu verfassen und Einladungen zu obskuren Marketing-Events anzunehmen.
- Obschon mit der Pflege seiner nichtvirtuellen Freundschaften restlos überfordert, trägt der Ü-30er sich am laufenden Band munter in neue Communitys, Interessensgruppen und Netzwerke ein und hat folglich schon binnen weniger Wochen mehr Kontakte als Sand am Meer.

Typische Ausdrucksform:
»Hi, du auch hier?«

Operativer Leitsatz:
Jeder kennt jeden über sechs Ecken.

Typische Vitamin-B-Ketten:
- Oma Inge > Oma Ulla > Onkel Jochen > Onkel Kristopher > Onkel Klaus > Angelina Jolie
- Metzger Jakob > Schreinermeister Paepke > Konditorin Menz > Tagesmutter Marianne > Apothekergehilfin Loers > Papst Benedikt XVI.
- Ralfi > Hajo > Atze > Wolle > Kalle > Naomi Campbell

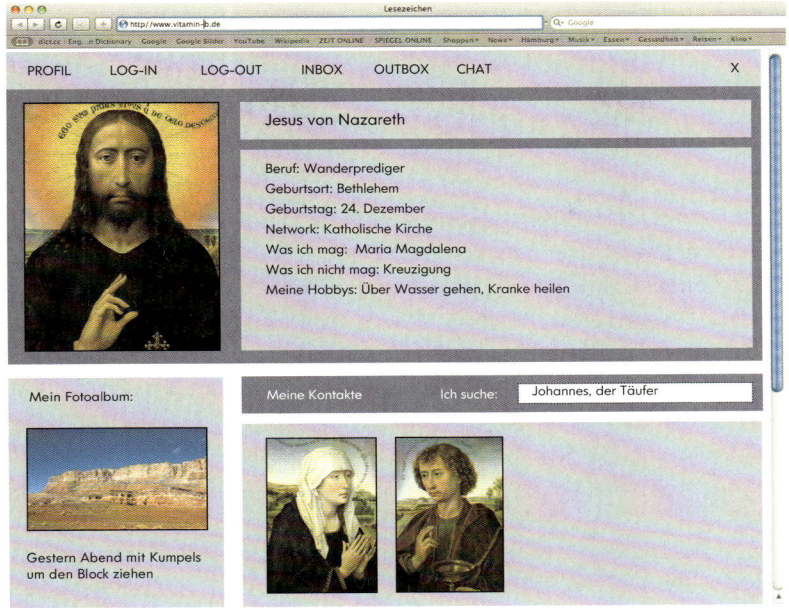

Vitamin B öffnet Tür und Tor zu interessanten Kontakten.

Vögelgrippe | *lat.: exualität*

Beschreibung:
Zunehmende Verschnupftheit beim Thema Sex

Ursachen:
- Der körperliche Verfall schreitet schneller voran als die Sehschwäche des Partners.
- Die Morgensteifigkeit hat sich beim Ü-30er vom Geschlechtsteil auf den Rücken verlagert.
- Um Sex zu haben, müsste man die Zeitschrift weglegen, die Anti-Knirsch-Schiene rausnehmen, die Lesebrille absetzen, die Ohrenstöpsel entfernen, die Q12-Nachtcreme abwischen, den Schlafanzug aufknöpfen, den Hüftwärmer ausziehen, die Thrombosestrümpfe abpulen, die Kinder ins andere Zimmer tragen und die Katze unter dem Bett hervorjagen und rauswerfen.
- Wer auf dem feuchten Fleck schläft, hat am nächsten Tag eine Nierenentzündung.
- Angst vor der körperlichen Anstrengung oder Zerrungen
- Die Grundlagen der Beziehung sind jetzt Vertrauen, Gefühlstiefe, Gesprächsbereitschaft und das Kabelfernsehen.

Hilfreiche Ersatzhandlungen:

- Essen gehen und sich schönes Design angucken
- Kunst sammeln
- Präsident werden und in andere Länder einmarschieren

Wachstumsschmerzen | *lat.: as time goes by*

Beschreibung:
Schmerzliches Bewusstwerden, dass alles vergeht

Beschwerden:
- Mama, die einem früher die ganze Welt erklären konnte, ist jetzt zehn Zentimeter kleiner, trägt Brillengläser wie Flaschenböden und fragt besorgt an, ob sie bei der otto.de-Bestellung vielleicht aus Versehen das Internet gelöscht haben könnte.
- Das kleine, süße Kind, das einem früher juchzend von der Schaukel in die Arme sprang, hat unversehens Schuhgröße 45, eine Stimme wie Marlon Brando und will nur noch seine Ruhe und den Autoschlüssel.
- Das angebetete Jugendidol, das früher in Posterform an der Zimmertüre klebte, ist inzwischen tot oder ein alternder, nach Bangkok geflüchteter Pädophiler oder spielt in einer Dixieband bei Teppichhaus-Eröffnungen.
- Das scharfe Luder, dem man früher »Willst-du-mit-mir-gehen«-Zettelchen zusteckte, ist jetzt eine übergewichtige Finanzbeamtin mit rötlicher Betonfrisur, die bei Stayfriends »über die alten Zeiten klönen« möchte.
- Der ehrfurchtgebietende Ex-Chef, der einen früher nur vom Gehaltszettel kannte, mailt leutselig: »Mensch, lass uns doch mal wieder treffen! Dein Thomas« und fügt statt imposanter Signatur dazu: tommi.meier@gmx.de

Befinden:
Sentimental

Wasser im Mund | *lat.: insalata großer mista!*

Beschreibung:
Schwierigkeiten bei der Nahrungsaufnahme

Ursache:
Überforderung und Orientierungslosigkeit des Ü-30ers durch moderne Selbstbedienungsrestaurants

Vorspeise: Der Insalata di Rucola con Parmigiano wird vor den Augen der Gäste knackig und frisch zubereitet. Der Ü-30er nimmt Messer, Gabel, Löffel und Serviette von der Bestecktheke und stellt sich vorfreudig in die Schlange vor der Salatbar.

Hauptspeise: Die Pasta Scampi e Spinachi werden an der Casa de la Pasta von zehn parallel herumwirbelnden Köchen kreiert. Der Ü-30er staunt und stellt sich mit Insalata di Rucola con Parmigiano, Besteck, Serviette und wachsendem Appetit in die Nudelschlange.

Nachspeise: Die Crema di Fragola Mascarpone wartet in der Eiswürfel-Landschaft auf dem Dessertbuffet am anderen Ende des Raums, wohin der Ü-30er nun hochkonzentriert und mit knurrendem Magen den Insalata di Rucola con Parmigiano, die kochend heißen Pasta Scampi e Spinachi, Besteck und Serviette balanciert.

Getränke: Das San Pellegrino wird an der Getränke-Bambus-Bar ausgeschenkt. Leicht unterzuckert jongliert der Ü-30er die Insalata di Rucola, die kochend heißen Pasta Scampi e Spinachi, die flüssige Crema di Fragola Mascarpone, Besteck und Serviette durch Warteschlangen, Chillout-Corners und Coffee-Lounges.

Verzehr: Mit der Insalata di Rucola con Parmigiano, den kochend heißen Pasta Scampi e Spinachi, der flüssigen Crema di Fragola Mascarpone, dem randvollen San Pellegrino-Glas, Besteck, Serviette und stechendem Hunger robbt der Ü-30er sich etappenweise zum Reihen-Stehtisch, an dem sein Mantel liegt, an dem aber nun kein Platz mehr ist, weil eine wildfremde Sechsergruppe sich in der Zwischenzeit alle Barhocker geschnappt und die gesamte Tischfläche in Beschlag genommen hat.

Guten Appetit:

Der Ü-30er verschlingt die Speisen im Stehen und unter den missbilligenden Blicken der anderen Gäste.

Die Rechnung bitte:

Der Ü-30er schiebt seine Kreditkarte in den elektronischen Paycounter, der erst nicht funktioniert, dann aber unter wildem Piepen das Dreifache abbucht und die Karte mit Schreddergeräusch einzieht.

Eingeschüchterte Reaktion:

Stimmt so.

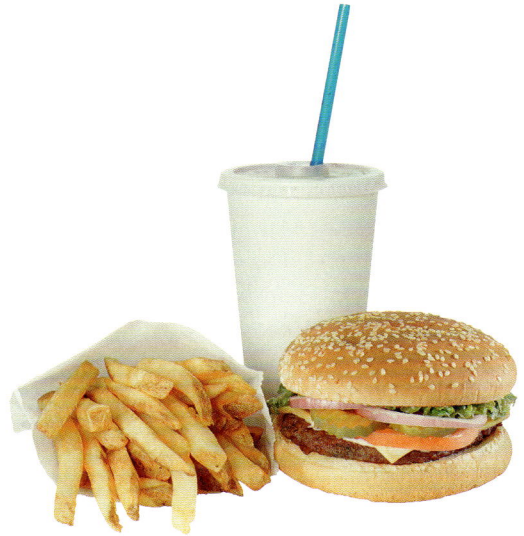

Gegen Wasser im Mund hilft ein kleiner Happen vor dem Mahl.

Weh-Weh-Weh | *lat.: ursels url*

Beschreibung:

Wenn weder eine Straße noch ein Denkmal noch eine Imbissbude nach ihm benannt sind, bleibt dem Ü-30er immer noch das Netz, um sich zu verewigen. In Form einer persönlichen Website nämlich.

Mögliche Erscheinungsformen:

Monis Website, Hajos Homepage, Vanessa's Homepage

Mögliche Folgen:

- Der Web-Besucher erfährt zu seinem Erstaunen, dass Moni im richtigen Leben Monika heißt, sie jedoch von ihren Freunden Moni oder »Ente« genannt wird. Sie ist von Beruf Polizistin, strickt, fährt gerne Motorrad und hat zwei Schäferhunde, die auf den Namen Gina und Pino hören.
- Der Web-Besucher kann sich auf Fotosafari durch Hajos Heimatort Marl oder durch die Schwiegereltern-Besuche der letzten zwei Jahrzehnte klicken und bekommt eine exakte Übersicht aller Stammbäume Marls.
- Neben einem Foto, auf dem Vanessa sich oben ohne auf einem roten Samtsofa räkelt, kann der Web-Besucher die Rubrik »Meine Philosophie« anklicken. Hier sinniert Vanessa: »Was ich mag: Freundliche Leute, gutes Wetter. Was ich nicht mag: Unfreundliche Leute, schlechtes Wetter.« Und lässt damit Sokrates, Nietzsche und Heidegger wie Waisenknaben aussehen.

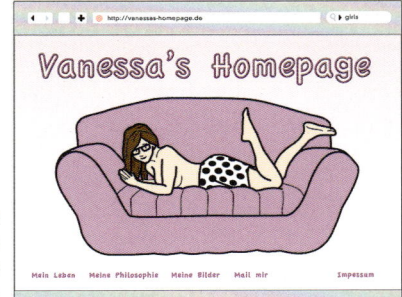

Viele Ü-30-Websites kommen ohne grammatische Regeln und grafische Feinheiten aus. Oft auch ohne Oberbekleidung.

Weinkrampf | *lat.: in vino non veritas*

Beschreibung:
Druck des Ü-30ers, sich als Weinkenner zu profilieren

Komplikation:
Der Ü-30er kann einen Château Mouton Rothschild nicht von einem belgischen Landwein unterscheiden und kennt ohnehin nur drei Weinbestimmungskriterien: rot / weiß / rosa.

Verlauf:
Nach intensivem Studium der Preisspalte der Weinkarte bestellt der Ü-30er souverän einen Cabernet Sauvignon für 32 Euro, schnuppert am Korken und kommentiert: »Aha!« Dann hält er das Glas gegen das Licht, dreht es, wendet es, begutachtet es und ergänzt: »Oha!«
Unter den wachen Blicken der Umsitzenden schwenkt er das Glas nun mit kreisförmigen Bewegungen, inhaliert das Bouquet mit geschlossenen Augen und urteilt nachdenklich: »Hmm-hmm!«
Vor seinen staunenden Zuschauern nippt der Ü-30er jetzt am Wein, lässt den Schluck über die Zungenoberfläche rollen, schlürft, gurgelt, spült, zischt, kaut, mahlt, malmt. Und resümiert schließlich: »Soso!«
Unter den Argusaugen der zum Bersten gespannten Runde schluckt der Ü-30er, schmatzt mehrfach, schaut sphinxartig in die Ferne, verharrt acht Sekunden regungslos und nickt dann vielsagend: »Tja!«

Stiller Befund:
Der Wein ist rot / weiß / rosa.

Weltmännische Reaktion:
Unter den ehrfurchtsvollen Blicken des Tischs signalisiert der Ü-30er dem Kellner mit Feldherren-Geste, den Wein einzuschenken.

Obacht:

Weinkrampf kann sich im Laufe eines einzigen Abends zu einem Weinbrandkrampf, Kaffeekrampf oder Zigarrenkrampf ausweiten.

Weißt-Du-noch-Syndrom | *lat.: yesterday*

Beschreibung:

Verzerrte Erinnerungen an früher

Mögliche verzerrte Erinnerungen:

- Der Ü-30er erinnert sich an seine schöne, idyllische, sorgenfreie Schulzeit. Verdrängt: Nachhilfelehrer mit Mundgeruch | Felgaufschwung | Minipli-Frisuren
- Der Ü-30er erinnert sich an seine wilde, rauschende, verrückte Studienzeit. Vergessen: WG-Zimmer mit Kühlfach-Etiketten | Stammessen 2 | AStA-Feten
- Der Ü-30er erinnert sich an das aufregende, romantische erste Mal unter Sternenhimmel. Gelöscht: Zoff in Adiletten am Altpapiercontainer | Beziehungsdiskussion beim Einwohnermeldeamt, Schalter 3 | Das Aus in der IKEA-Badezimmerabteilung
- Der Ü-30er erinnert sich an die süßen, knuddeligen, niedlichen Babyjahre seiner Kinder. Wie ausradiert: Durchgeplärrte Nächte | Kacka-Windeln wechseln in Imbiss-Toiletten | Trotzanfälle auf dem Aldi-Boden

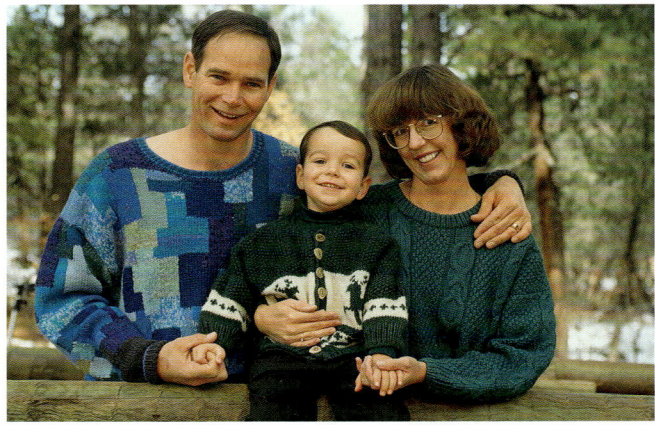

Früher war nicht alles rosig, sondern manchmal auch grün mit Elch-Muster.

Wirus-Infektion | *lat.: pluralis solidaris*

Beschreibung:
In der ersten Person Plural reden, obwohl eigentlich nur die erste oder zweite Person Singular gemeint ist

Ursache:
Jahrzehntelange Höflichkeitserziehung

Mögliche Ausdrucksformen:
- Mann, waren wir gestern blau! (= Ich hatte nur einen Gin Tonic. Du hingegen warst so breit, dass du mir auf die Jacke gekotzt hast und dann versucht hast, mit ihr Geschlechtsverkehr zu haben.«)
- Hier sind die Ergebnisse unserer Arbeit. (= Die ich ganz alleine gemacht habe, während der Herr Kollege aus dem Fenster geguckt, sich die Nägel gefeilt und auf Facebook gesurft hat.)
- Oh, oh, wir haben die Ausfahrt verpasst. (= Ich persönlich saß ja am Steuer und hatte somit weiß Gott noch was anderes zu tun, als meinem hirnlosen, nutzlosen Beifahrer auch noch die Falttechnik von Falkplänen zu erklären.)
- Wir werden auch nicht jünger. (= Guck dich mal an, du welke Kartoffelnase. Kaum zu glauben, dass wir der gleiche Jahrgang sind.)

Heilung:
So, das haben wir gleich! (= Ich ramme Ihnen jetzt eine kugelschreiberdicke Spritze in den Hintern, und Sie halten mal schön die Klappe!)

Yoga-Epidemie | *lat.: mens asana in corpore asano*

Beschreibung:
Virus, der Frauen im fortgeschrittenen Alter und Deutschlehrer in Gymnastikhosen befällt

Ursache:
Die Suche nach Heilwerdung, Ganzwerdung und Harmonie von Körper, Geist und Seele

Eigentliche Ursache:
Die Suche nach geilen Pomuskeln

Typische Erscheinungsbilder:
Die aufgehende Sonne, die drehende Kobra, der steigende Berg, der gespannte Bogen, der aufgehende Schmetterling, der ruhende Storch, der geöffnete Baum, das aufschauende Kamel

Komplikation:
Der innere Schweinehund

Fortgeschrittenes Stadium:
Die austretende Zunge, der strömende Schweiß, der drohende Furz, der knackende Knochen, der aufkeimende Zweifel, der absteigende Ast

Folgen:
Der entsetzliche Muskelkater

Zahn der Zeit | *lat.: pimp my teeth*

Beschreibung:
Verfiel das menschliche Gebiss früher im Lauf des Lebens, so gewinnt es heutzutage mit fortschreitendem Alter an Perfektion

Ursache:
Die moderne Zahnmedizin

Mögliche Symptome:
- Die Zähne des Ü-30ers reihen sich nahtlos aneinander wie makellose Perlen an einer Schnur.
- Die Schneidezähne sind von beängstigender Größe, Breite und Anzahl.
- Lacht der Ü-30er, sieht es aus, als stecke eine weiß leuchtende Neonröhre quer im Mund.

Mögliche Folgen:
- Der Ü-30er gewinnt jeden Dieter-Bohlen-Lookalike-Wettbewerb.
- Der Ü-30er kann mit geöffnetem Mund im Dunkeln lesen, Stick-Arbeiten verrichten und den Heimweg ausleuchten.

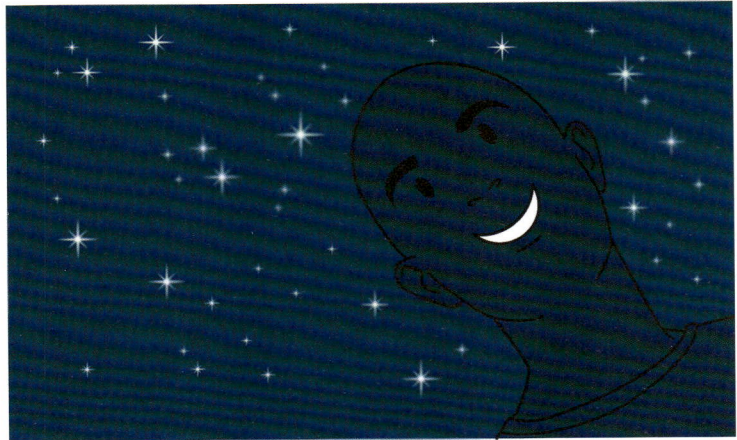

Betroffene Ü-30er sind auch nach Einbruch der Finsternis überall gut zu erkennen.

Zipperleihen | *lat.: malade pour adeline*

Beschreibung:

Ü-30er, die sämtliche Altersgebrechen des Universums annektieren

Mögliche Symptome:

- Der Ü-30er hat alle auffindbaren medizinischen Seiten gebookmarkt und entdeckt jede Woche fünf der Wissenschaft bekannte und fünf der Wissenschaft unbekannte Altersbeschwerden am eigenen Körper.
- Jede im Freundes- oder Bekanntenkreis grassierende Alterserscheinung wird sofort übernommen – und zwar in der lebensgefährlichsten Version.

Komplikationen:

- Beim wöchentlichen Besuch in der Hausarztpraxis rollt die Sprechstundenhilfe unverhohlen mit den Augen, die Ärzte werfen sich auf dem Gang vielsagende Blicke zu.
- Die Krankenakte des Ü-30ers hat inzwischen locker den Umfang von Harry Potter 5 – aber nicht den entsprechenden Spannungsgehalt.
- Während des Wartens auf den Arzttermin blättert der Ü-30er nicht in *Frau im Spiegel* oder *Neue Revue,* sondern in den ausliegenden Info-Flyern zu Hautkrebs, Schlaganfall und Alters-Diabetes.

Die schlechte Nachricht (tapfer sein!):

Das Testergebnis ist schon wieder negativ.

Zungenbruch | *lat.: donaudampfschifffahrtsgesellschaftskapitän*

Beschreibung:

Die zunehmende Unfähigkeit des Ü-30ers, Produkte oder Dienste des tägliches Lebens in Anspruch zu nehmen, weil er sich deren Endlosnamen weder merken noch aussprechen kann

Mögliche Ausdrucksformen:

- Latte-Macchiato-Caramel-Decaf-Crushed-Ice-Medium-To-Go
- Mini-Cabrio-Fun-Beach-Sunshine-Happy-Smart-Polo
- Akkumula-Top-Ten-Invest-Wachstums-Bluechip-Fond
- Extreme-Complete-Body-Workout-Session-Card
- Moonwashed-Preshrunk-Bootcut-Extralong-Dark-Denims
- Bachblütenbergkristall-Echinacin-Antiallergiker-Sitzball
- Familienaufstellungs-Ergocoaching-Osteopathische-Therapie
- Insalata-di-Bianchetti-Cranberry-Cartoccio-alla-Sarda

Notwendige Behandlung:

Wiedereinrenken oder Eingipsen der Zunge des Ü-30ers

Grande-Extreme-Super-Komplikation:

Nicht nur das Aussprechen, sondern auch das Erhalten des erwünschten Produkts dauert dreimal so lange – mit der Folge, dass es am Ende auch dreimal so viel kostet.

Allergische Reaktion:

Eins von denen da drüben. Zum Mitnehmen. Und zwar zackig.

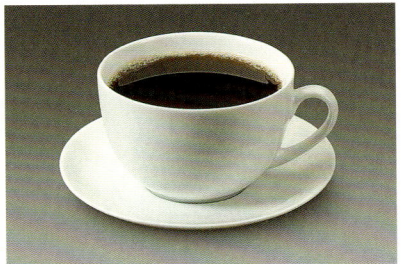

The drink formerly known as Tass Kaff

Wie alt sind Sie? . . . .

Wie alt sind Sie tatsächlich? . . . .

Wie schwer ist Ihr Kulturbeutel? . . . . kg

Wie groß ist Ihr Medizinschrank? . . . . m²

Waren Sie früher männlich? ▢   weiblich? ▢

Wie lange scrollen Sie, um bei Alterseingaben Ihr Geburtsjahr zu finden? . . . . Std.

Welche Hilfsmittel brauchen Sie, um diese Zeilen zu lesen?
Lesebrille ▢   Vergrößerungsglas ▢   Enkelkind? ▢

Betreiben Sie aktiv Walking ▢   Walking mit Stock ▢
Walking mit Stock und im Partnerlook ▢

Welchen Radiosender hören Sie?
HIT FM ▢   NDR 2 ▢   Oldie 95 ▢   Kirchenradio ▢

Welches Auto fahren Sie?
Golf ▢   Kombi ▢   Roter Porsche mit Leder-Verdeck ▢

Sagen Sie »Party« ▢   oder »Fete«? ▢

An wie vielen Rabattsystemen nehmen Sie teil? . . . .

Wie oft stehen Sie täglich vor dem Kühlschrank und denken:
»Öh, was wollte ich jetzt noch mal?« . . . .

Ist der Name Dr. Mang in Ihrem Telefonbuch eingetragen? ▢

Besitzen Sie einen Paschmina-Schal? ▢

Benutzen Sie ein Weidenkörbchen zum Einkaufen? ▢

Lesen Sie herumliegenden Müll vom Gehweg auf
und entsorgen ihn korrekt? ▢

Sprechen Sie wildfremde Menschen an der Bushaltestelle auf das Wetter an? ☐

Welche Yoga-Figur beschreibt Sie am besten: Die hechelnde Zunge ☐
Der knackende Knochen ☐   Der absteigende Ast ☐

Mögen Sie Lieder von Herbert Grönemeyer? ☐

Wie viele Flaschen Umckaloabo nehmen Sie wöchentlich ein?
1 ☐   10 ☐   100 ☐

Erinnern Sie sich an die Loriot-Szene in der Badewanne? ☐

Können Sie den Text von »I am what I am« auswendig? ☐

Wann haben Sie sich zum letzten Mal über Ihnen hinterherpfeifende Bauarbeiter geärgert? . . . .

Sind Sie Mitglied bei Stayfriends? ☐

Sind Sie anderen Menschen gegenüber leichtgläubig? ☐

Wo wohnen Sie? (Straße, Nr., Ort) . . . .

Welche Wertgegenstände haben Sie im Haus? . . . .

An welchen Tagen gehen Sie abends aus? . . . .

Wo verstecken Sie Ihren Ersatzhausschlüssel? . . . .

Wie viel Guthaben haben Sie auf der Bank? . . . .

Wie lautet Ihre Kreditkartennummer? . . . .

Wie lautet die dreistellige Prüfzahl? . . . .

Bitte füllen Sie diesen Testbogen aus und schicken Sie ihn mit frankiertem Rückumschlag an die Droemersche Verlagsanstalt Th. Knaur Nachf. GmbH & Co. KG, Hilblestraße 54, 80636 München, Codewort »Coup«.

Erste Hilfe

Im Alltag, zum Beispiel bei Wildwasser Rafting, Downhill Biking oder Kite Surfing, geraten Ü-30er immer wieder in kritische Situationen.

Am besten helfen Sie, indem Sie diskret wegsehen, kein Aufhebens machen und erst außer Sichtweite in schallendes Gelächter ausbrechen.

Droht akute Lebensgefahr, rufen Sie unverzüglich einen Hausarzt. Oder einen Urologen. Oder einen Augenarzt. Oder einen Schönheitschirurgen. Egal. In diesem Lebensabschnitt wird jeder Experte dringend gebraucht.

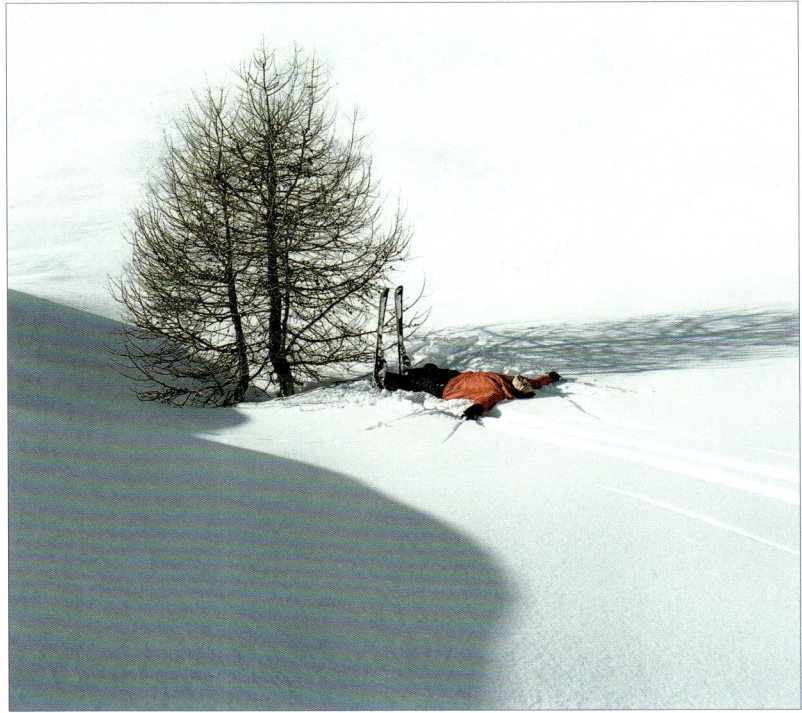

Ein typischer Notfall, in dem der Ü-30er nur eins will: allein sein.

Einige häufige Notfälle:

Zum Glück handelt es sich bei Ü-30-Notfällen in der Regel um harmlose Verletzungen, die sich die Betroffenen selbst zuzuschreiben haben: Ein beim Riverrafting durchtrenntes Bein, eine beim Yoga ausgekugelte Wirbelsäule oder der Biss eines Leisten-Krokodils sind mit einem Schluck guten italienischen Rotweins und einem Augenzwinkern schnell vergessen. Und bedenken Sie: Was beim Ü-30er auf den ersten Blick aussieht wie eine entsetzliche Katastrophe, kann auch schlicht die Folge vergessenen Make-ups sein.

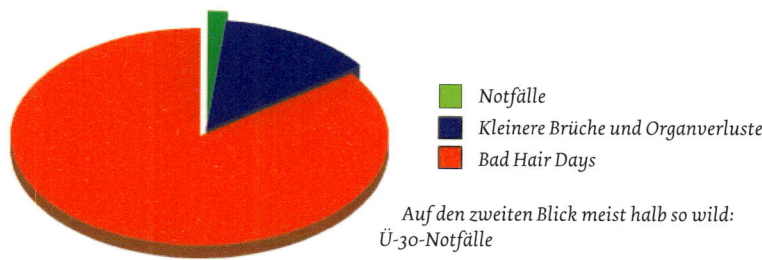

■ Notfälle
■ Kleinere Brüche und Organverluste
■ Bad Hair Days

Auf den zweiten Blick meist halb so wild:
Ü-30-Notfälle

Oberschenkelhalsbruch:

Nach wilden Verrenkungen auf der Tanzfläche kann es bei Ü-30ern zu Verletzungen kommen, die sofortige chirurgische Behandlung erforderlich machen.

Tipp: Befreien Sie die Tanzfläche umgehend vom Ü-30er und verordnen Sie Bettruhe sowie ein striktes 30-jähriges Tanzverbot. Damit schonen Sie vor allem die anderen, jüngeren Disco-Gäste.

Bluthochdruck:

Beim Betrachten der leichtbekleideten Teenager auf der schulischen Akrobatik-Aufführung der 9e kann es beim Ü-30er schlagartig zu gefährlichem Bluthochdruck kommen.

Tipp: Gelingt es dem Ü-30er nicht, die hormonellen Wallungen in elterliche Gerührtheit umzuwandeln, machen Sie ihn behutsam auf seine dünne Kopfbehaarung, seine Krähenfüße und sein Geburtsjahr aufmerksam. In der Regel werden seine Gefühle schlagartig abkühlen.

Herzinfarkt:

Ü-30er, die sonst höchstens zum Fotokopierer oder zum Faxgerät gehen, begeben sich in einem Anfall vermeintlicher Jugendlichkeit plötzlich mit Stirnband und Nike-Air-Turnschuhen an den Füßen auf eine zweiundvierzig Kilometer lange Marathonstrecke.

Tipp: Den nach zwei Kilometern zusammengebrochenen und nach Luft ringenden Ü-30er sofort beatmen. Keine Sorge, falls er sich mit Händen und Füßen wehrt: Spätestens bei der Autopsie wird er sich beruhigt haben.

Verkehrsunfälle:

Das Leugnen von altersbedingter Kurzsichtigkeit kann zusammen mit dem Erwerb eines roten Ferrari Cabrio zu heiklen Verkehrssituationen führen.

Tipp: Gewähren Sie dem Ü-30er im eigenen Interesse stets Vorfahrt, auch wenn er gerade mit Tempo 180 eine Einbahnstraße in umgekehrter Richtung auf dem Gehweg nimmt.

Stürze:
Neueste Untersuchungen zeigen, dass mit dem Alter vor allem das Sturzrisiko solventer Ü-30er drastisch steigt.

Tipp: Investieren Sie in bleibende Werte wie Immobilien, Pfandbriefe oder Hüftpolster.

Demenz:
Ü-30er finden sich häufig an irgendwelchen Orten (Optiker, Bäcker, Rotlichtviertel) wieder und haben keine Ahnung mehr, was sie da ursprünglich wollten (Brille, Sesambrötchen, Oralsex).

Tipp: Nutzen Sie die Chance. In diesem verwirrten Zustand lassen Ü-30er sich einfach alles andrehen. (Lebensversicherung, Fake-Rolex, Hypo-Real-Estate-Aktien)

Hitzschlag:
Durch ständige Billigreisen in exotische Länder setzen Ü-30er sich oft unvorstellbaren tropischen Temperaturen aus. Schmerzliche Begleiterscheinungen sind Desorientiertheit, Darmparasiten, gestohlenes Gepäck und Geiselnahme.

Tipp: Holen Sie den Ü-30er umgehend aus der Sonne und schicken Sie ihn auf Butterfahrt in die Pfalz. Rheumadecke und rustikale Wurstplatte inklusive.

Schock:
Ob beim Blick auf die Waage, beim Anprobieren eines alten Bikinis oder bei der Konfrontation mit dem eigenen Spiegelbild: Der Ü-30er ist ständig schlimmen Schocksituationen ausgesetzt.

Tipp: Rufen Sie die Notrufnummer 112 – oder die Walrettungs-Station.

Vergiftung:

Das Anschauen von Kochsendungen und Jamie-Oliver-Büchern führt bei Ü-30ern häufig zu einer Überdosierung mit fremdartigen Gewürzen (Zitronengras, Bärlauch, frisch gemahlenem Pfeffer), die dazu führen können, dass Ü-30er mitten im Essen von einem Magendurchbruch überrascht werden.

> Tipp: Besänftigen Sie den Magen des Ü-30ers mit vertrauter Nahrung (Tiefkühlpizza, Nutellabrötchen, Pommes).

Bevor Sie Ihre Hilfe anbieten, sollten Sie sich einen genauen Überblick über die Art und Schwere des verunglückten Ü-30ers machen sowie eine sorgfältige Einschätzung seiner Armmuskulatur vornehmen. Leider wehren betroffene Ü-30er sich häufig mit Händen und Füßen gegen wohlmeinende Helfer, weil sie partout nicht einsehen wollen, dass sie sich in eine Notlage gebracht haben.

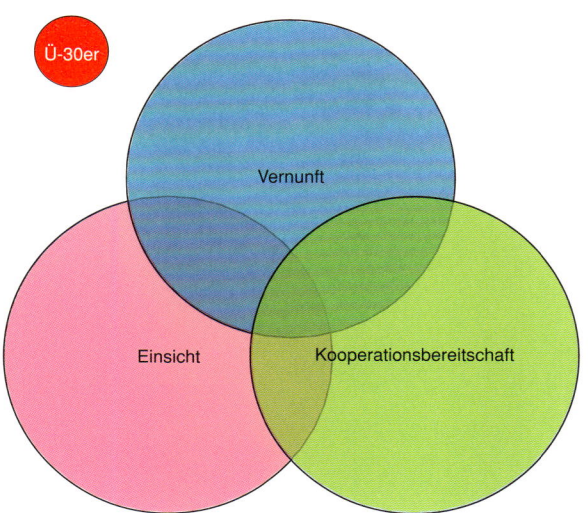

Je nach Sachlage ist es ratsam, sich besser aus dem Staub zu machen.

Maße und Währungen

Umrechnungstabelle:

1 Euro entspricht	1,95 Mark
1 Apple MacBook entspricht	1 IBM Kugelkopfschreibmaschine
1 PSP2 entspricht	1 Zauberwürfel
1 DVD entspricht	5 VHS-Kassetten
1 MP3 entspricht	100 Langspielplatten
1 Seven-Jeans entspricht	1 Levi's
1 Volvo Kombi entspricht	1 Golf GTI
1 Tokio Hotel entspricht	1 Bay City Rollers
1 Amy Winehouse entspricht	1 Christiane F.
1 Bärlauch entspricht	1 Knoblauch
1 Twix entspricht	1 Raider

Bekleidungsgrößen (EUR):

34	Ideal	(passt nach der nächsten Fettabsaugung)
36	Loose Fit	(passt nach der nächsten Nulldiät)
38	XX Loose Fit	(passt mit Luftanhalten und Baucheinziehen)
40	Zelt	(passt nach Weihnachten)
42	Unverschämtheit!	
44	Unverschämtheit!	

Entfernungen:

Apple-Flagship-Store	1 km
H&M	1 km
Spa-Bad	1 km
Meditationszentrum	1 km
Ärztehaus	1 km
Biggis Latexbunker	1 km
Psychotherapeut	1 km
Pflanzenmarkt	2 km
Pfirsichhaut	50 000 000 000 000 km
Jugend	10 000 000 000 000 000 km

Spannung:
Ü-30er stehen grundsätzlich unter Strom. Statt der gefühlten 1000 Volt Starkstrom sind allerdings meist nur 1 Volt Schwachstrom verfügbar.

Kalorientabelle

	300 kcal	3 Stunden Bauch-einziehen im Freibad
	240 kcal	14 Tage jungen Mäd-chen hinterherschauen
	130 kcal	3 Tage im Ferrari-Schauraum herumlungern
	276 kcal	30 min. Haare nach vorne gelen
	823 kcal	2 Std. Youporn (moderat) / 1 Std. Youporn (kraftvoll)
	165 kcal	1 Stunde Best-of-84-Kassetten hören

	874 kcal	2 Stunden in alten Briefen wühlen
	142 kcal	4 Jahre Hatha-Bhakti-Flow-Anusara-Vinyas-Yoga
	945 kcal	5 Stunden Begonien gießen
	657 kcal	6 Wochen Volkshochschulkurs Spanisch
	675 kcal	5 Tage *Gala* und *Bunte* beim Arzt lesen
	214 kcal	10 Jahre Roman über die erste Liebe verfassen

Zeitzonen

Da der Kopf des Ü-30ers sich in der Jugend wähnt, der Verfall des Körpers aber altersgemäß voranschreitet, muss der Ü-30er in zwei Zeitzonen aufgeteilt werden:

Zeitzone 1984

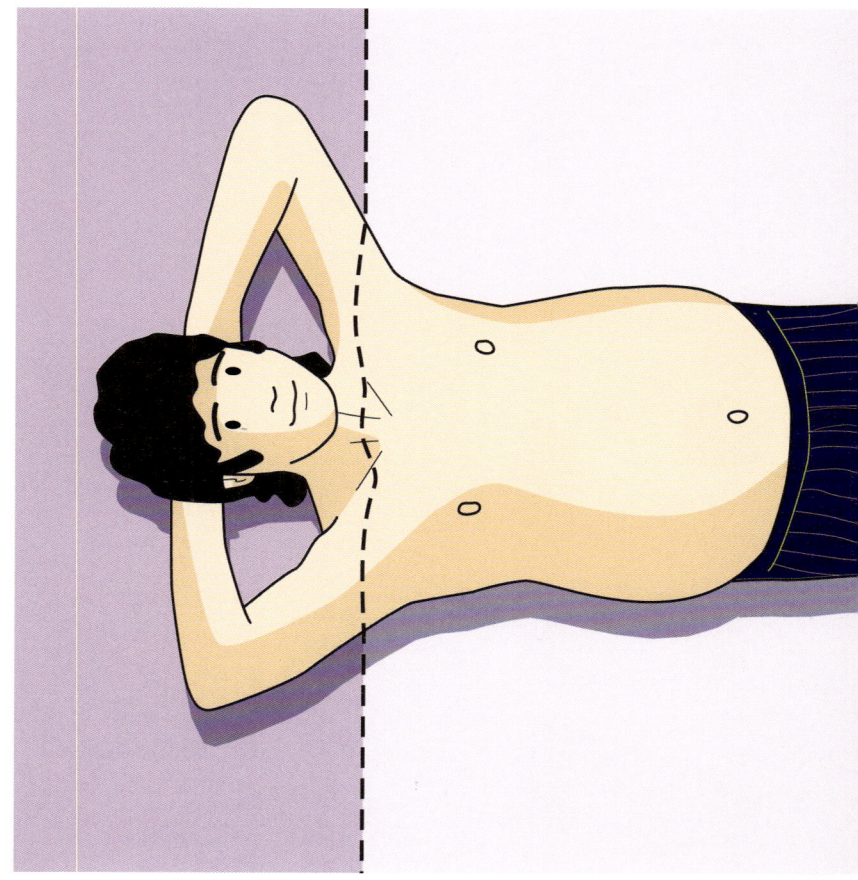

Zeitzone 2009

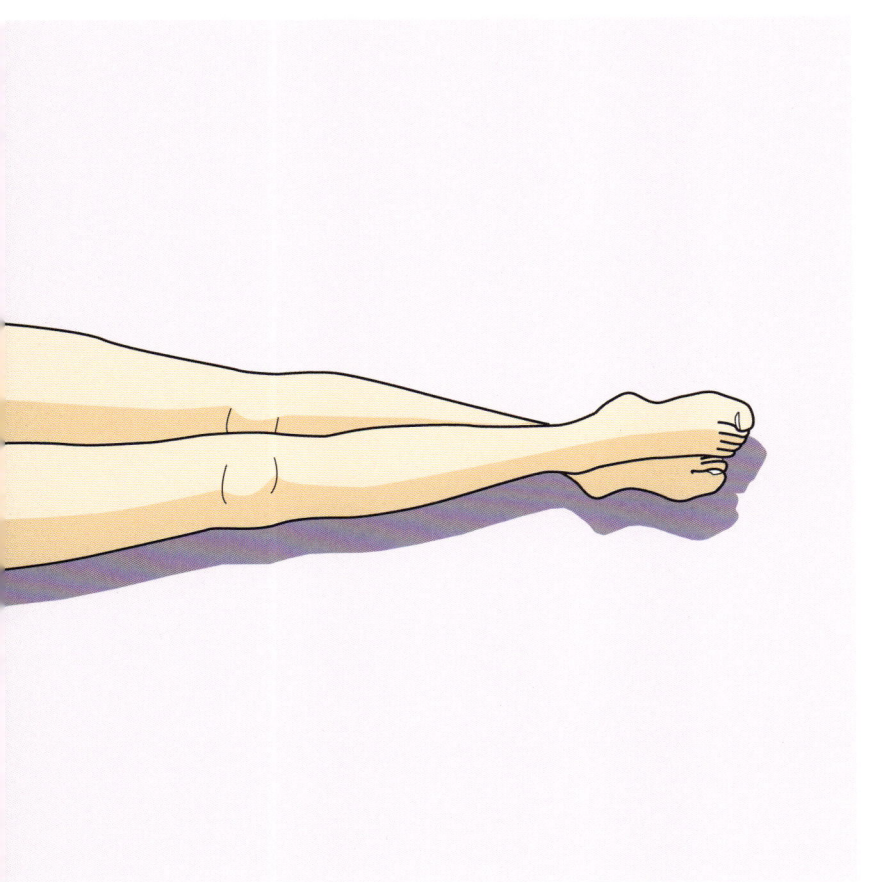

Ü-30-Feiertage

| 20. Januar | Tag des Outlet-Sales |

Ein beliebter Feiertag bei Ü-30erinnen. Die Highlights sind eine etwas zu enge Seven-Jeans aus der letzten Saison und eine Marc-Jacobs-Bluse in der völlig falschen Farbe.

| 22. Februar | Nationalfeiertag des Duzens |

| 10. März | Tag der selbständigen Arbeit |

Zu den Höhepunkten gehört der Telefonanruf eines potenziellen Auftraggebers.

| 26. April | Der traditionelle Marathon-Tag |

Er findet einmal jährlich statt. Zu diesem Anlass wird eine Menschenmasse stundenlang durch die Stadt getrieben. Die Feierlichkeiten klingen mit einem Siegesbier oder einem Herzinfarkt aus.

| 3. Juni - 6. Juni | Fest des Dreitagebarts |

| 22. Juni | Besenreiser-Parade |

Anlässlich des offiziellen Sommerbeginns prozessieren Ü-30er und Ü-30erinnen ins Freibad und stellen dort ihre Körper zur Schau.

| 7. Juli | Prenzlauer Bergfest |

Das Prenzlauer Bergfest lädt Ü-30er aus ganz Baden-Württemberg ein. Einlass haben nur die, die 60er-Jahre-Pornobrillen tragen, Bionade trinken und Kinder namens Konrad oder Marie haben.

| 30. Juli | Demeter-Tag |

Überall feiern Ü-30er den Demeter-Tag. Auf dem Speiseplan der Festtafel stehen Tofu-Würstchen, Soja-Burger und eine Spezialität, die schmeckt wie Pappe.

| 27. August | Gedächtnistag |

Der heiligste und wichtigste Ü-30-Feiertag. Leider wird dieser Tag oft aufgrund Gedächtnislücken und anderer Erledigungen vergessen.

| 28. August | Backup-Feiertag |

Backup-Feiertag für den Gedächtnistag

| 2. September | Doppelnamenstag |

Der Doppelnamenstag wird besonders ausgelassen bei geschiedenen und neu vermählten Ü-30ern gefeiert.

| 20. November | Tag der Heiligen Madonna |

Am Geburtstag der Ü-30-Schutzpatronin hüpfen 50-jährige Frauen in hautfarbenen Bodysuits zu Disco-Beats der 80er herum.

| 3. Dezember | Gedenktag der Erektion |

Gedenktag der Erektion, an dem Ü-30er den Erfinder des Viagras feiern

Der Ü-30-Kosmos

Mit dem Beginn des mittleren Lebensalters betritt der Ü-30er einen neuen Kosmos. Hier die wichtigsten Orientierungshilfen:

Schwarzes Rentenloch

Magermilchstraße

Nebel des Vergessens

Jogging-Umlaufbahn

Alte Mater

Großer Kreuzschmerz

Grauer Star

Fango-As

Der große Kater

Revue-Passage

Weißes Veneer

Großes Aufladegerät

Grönemeyer-Komet

Rechtsdrehender Joghurtbecher

Geht's-noch-Halo

Fernsehsessel-Gravitation

Interstellare PIN-Nummer

Prenzlauer Berg Galaxie

Südliches Zipperlein

Collagen-Ring

Feng Shui Raum

Gleitsicht-Nebel

Nördliches Zipperlein

Miles&More-Sammelstern

Yoga-Orbit

Kunst-Blase

Volvo-Kombi-Emissionsnebel

Zeit-Pulsar

Fliegende Alessi Untertasse

Schnee von gestern

Hexenschuss-Quasar

Umckaloabo-Schnuppe

Prada-Gucci-Hugo-Galaxie

To-Do-Superhaufen

Baby-Fixstern

Eames-Panton-Wagenfeld-Gebiete

Powerpoint-Zwerg

Jamie Oliver Mond

Xing-Gruppe

Dalai-Lama-Reflexion

Spa-Nebel

Easy Jet

Google-Staub

Speck-Gürtel

Blackberry-Staub

Glossar

. . . .

Alkopaps: Ü-30er, die aus gesundheitlichen Gründen niedrigprozentiges Frauenbier trinken, dafür aber zehn Flaschen hintereinander, weshalb sie nachts hundertmal aufstehen und aufs Klo gehen müssen.

Apo-Theke: Stammtisch von Ewig-Gestrigen

Baader-Meinhof-Komplex: Nagendes Gefühl, dass die eigene Generation im Gegensatz zu allen vorhergehenden Generationen vollkommen belanglos war. Verwandte Krankheiten: Che-Guevara-Defekt, Mussolini-Entzündung, Pol-Pot-Syndrom.

Bewusstseinserweiterung: Alles jetzt bewusst und intensiv machen. Diät = bewusste Ernährung, Glatze = bewusste Behaarung, Porsche Cabrio = bewusste Fortbewegung.

Blindschleiche: Nur langsam und unwillig zur Kenntnis nehmen, dass man vielleicht eine Brille braucht, wenn man Lebensmittel nur noch am Geruch, Personen nur noch an der Stimme und Fahrzeuge nur nach dem Aufprall erkennt.

Boarderline: Wackelige Lift-Spuren von Ü-30ern, die noch mal von ihren Carvingskiern auf Snowboards umgestiegen sind, weil es irgendwie jünger und hipper aussieht.

Feinkotz: Für eine winzige Portion Olivenpaste, die aus drei Oliven gemacht ist, die eine bucklige, einäugige, sizilianische Großmutter mit den bloßen Füßen gestampft hat, 9,80 Euro hinblättern.

Förderkrise: Jüngere, aufstrebende Kollegen großzügig fördern, dann aber in eine handfeste Depression verfallen, wenn sie einen plötzlich links überholen.

Generationskonflikt: Sich mit maulfaulen, ungepflegten und ärgerlicherweise trotzdem gutaussehenden Teenagern herumärgern müssen, einfach weil man ohne sie seinen DVD-Rekorder nicht bedienen kann.

Gürtelrosen: Zunehmender Mode-Schnickschnack, dessen einziger Sinn darin besteht, den Ü-30-Körper zu kaschieren: Paschmina-Schals, Hüftpullover, Perlen, Pailletten, Rüschen, Fransen, Biesen, Schlaufen.

Hirnschmalz: Nutzlose Ablagerung im Gehirn, zum Beispiel: 1 Mark ist 23 344 Lire, Erich Honecker ist Staatschef der DDR, 50 Tricks, den Zauberwürfel zu knacken.

Holzauge: Ü-30er, die sich kein X für ein U mehr vormachen lassen: Die Mondlandung wurde vorgetäuscht, der Mord an John F. Kennedy wurde vorgetäuscht, die letzten zehn Orgasmen der Partnerin bestimmt auch!

Hummeltaille: Die Wölbung, die vor vielen, vielen Jahren mal eine Wespentaille war.

ISDN: Digitales Hochgeschwindigkeitsnetz minus Ü-30er-Niedriggeschwindigkeit = Mails, die ihren Empfänger mit der Geschwindigkeit einer Postkarte erreichen.

Jubilitis: Erschöpfungszustand aufgrund gehäufter und andauernder Jubiläen: zehnjähriges Firmenjubiläum, 20 Jahre Abitur, 10. Hochzeitstag ...

Klotz am Bein: Schwere Behinderungen in vorgerücktem Alter – zum Beispiel in Form von Ehefrau und Kindern, die verhindern, dass der Ü-30er beim Anblick der neuen Praktikantin alles hinwirft und noch mal von vorne anfängt.

Leberschreck: Bei jeder Sommersprosse den gesamten Landkreis in Aufruhr versetzen, weil man glaubt, es handle sich um ein bösartiges Melanom.

Markenwahn: Drang, sich sündhaft teure Produkte zu kaufen, um all die Jahre Schufterei zu kompensieren, die Ü-30er auf sich genommen haben, um sich sündhaft teure Produkte kaufen zu können.

Morgenlatte: Der erste von unzähligen Caffè Lattes am Tag – häufig bei weiblichen Ü-30ern zu beobachten.

Ohrwurmfortsatz: Schöne alte Songs, die zu schrillen, blechernen Handymelodien umoperiert wurden.

Organisierwut: Der Ü-30er macht keinen Strandbesuch ohne Strandmuschel, Liegestühle und portablen Kühlschrank. Keinen Fernsehabend ohne Beamer, Projektions-Leinwand und 3-Weg-Aktivlautsprecher. Kein Picknick ohne Römerzelt, Weber-Grill mit 37 Zubehörteilen und Hüpfburg.

Outismus: Beim Durchblättern von In-Out-Listen feststellen müssen, dass so ungefähr alles, was man macht, gnadenlos out ist.

Pappnase: Karneval als »Lustig-sein-auf-Befehl« abkanzeln, aber Motto-Partys feiern (Schwarz-Weiß-Party, 70er-Party, Bad-Taste-Party, Saturday-Night-Fever-Party, Ghetto-Party, Playboy-Party), bei denen der Ü-30er grundsätzlich mit einer Damenperücke auftaucht und die Ü-30erin was Glitzerndes trägt, das die Brüste weiträumig freilegt, und Tierohren.

Politik-Verdrossenheit: Zu alt, um den ganzen Quatsch zu glauben. Verwandte Krankheiten: Geschichtsmuffeligkeit, Chemie-Depression, Mathe-Wut, Lateinstarre.

Radikale Freie: Schmerzliche Direktheit in fortgeschrittenem Alter. *Ich darf das ja sagen, in meinem Alter: Sie sehen aus wie Braunbier mit Spucke!*

Retro-Syndrom: Alles schon mal gesehen und erlebt haben: Die neue Lehrerin sieht aus wie eine Mischung aus Heidi Kabel und Clint Eastwood, Miniröcke sehen schon zum dritten Mal im Leben furchtbar an einem aus, und man trägt Buttons mit der Aufschrift: Atomkraft? Nicht schon wieder!

Roman-Tick: Unter Ü-30erinnen grassierende Horror-Vorstellung von einem lauschigen Abend: Ein Candlelight-Dinner, bei dem man nicht sieht, was man auf dem Teller hat, und sich auch nicht unterhalten kann, weil ein gichtkranker Pianist am Flügel »Best of Richard Clayderman« klimpert.

Rückschauder: Das Angeödetsein von vergangenen Lebensphasen. Schulreformen? Geht mir weg damit! Studentendemos? Verschont mich! Junge Mütter mit ihren Sorgen? Gähn.

Sauberkeitsfimmel: Die Ü-30erin, die früher höchstens zwecks oraler Gefälligkeiten in die Knie ging, ist jetzt vierundzwanzig Stunden am Tag in der Hocke, um Brösel zusammenzufegen, Staub zu kehren, und Flecken wegzupolieren. Weitere Merkmale: Handtücher sind streng nach Farben, Kleider nach Jahreszeiten und Gewürze nach Anfangsbuchstaben und in winzigen Design-Döschen sortiert.

Schleimschiss: Verbote so erwachsen formulieren, dass man gar nicht merkt, dass sie welche sind: Danke, dass Sie hier nicht rauchen. Danke, dass Sie den Rastplatz sauber halten. Danke, dass Sie Ihr Handy ausschalten.

Sektlaune: Gemütszustand des Ü-30ers, der offiziell täglich ab 18 Uhr einsetzt, inoffiziell aber rund um die Uhr aktiviert ist.

Softabwehr: Panisches Wegdrücken aller Banner im Internet, auf denen zu lesen ist: Es steht eine neue Softwareversion für iTunes, Java etc. zur Verfügung. Wollen Sie Ihre Software aktualisieren?

Spätentwicklung: Finanzielle Freiheiten, die zu spät kommen: Erst jetzt kann sich der Ü-30er raffinierte Dessous leisten, die seine körperlichen Vorzüge freilegen – wo körperliche Vorzüge nicht mehr vorhanden sind. Erst jetzt kann der Ü-30er sich den Zweisitzer kaufen, in dem er seine Haare im Wind flattern lassen kann – wo er eine Halb-glatze hat und drei Kinder, die nicht auf den Schwiegermuttersitz passen. Erst jetzt kann der Ü-30er sich die Windmühle als Luxus-wohnung ausbauen – wo er schon beim Erklimmen des ersten Stocks schnaufend kollabiert.

Spendierhosen: Bloß weil man der Älteste in der Runde ist, sich ver-pflichtet fühlen, die ganze Essensrechnung übernehmen zu müssen, und leider nicht auf Widerstand stoßen.

Thrombösen: Jüngere, unbekümmerte Fluggäste, die im Flieger vor ei-nem sitzen und die Sitze mit Krawumms so weit zurückstellen, dass einem die Krampfadern platzen.

Torschusspanik: Auffälligkeit bei Ü-30ern, die plötzlich wie von der Ta-rantel gestochen und in einem Rutsch heiraten, Kinder kriegen, Woh-nungen kaufen und Geranien pflanzen, als gäb's kein Morgen.

Vintage-Sucht: Aus wiederverwerteten Sofas gefertigte Kleidung tra-gen.

VIP-Bändchen: Streifen am Arm bei Ü-30ern, die sich in alle Verteiler eintragen lassen und zur Strafe bei jedem Cross Branding Marketing Event im weißen Loungesessel sitzen, Gratis-Vodka-Redbull schlür-fen und B-Bands beim Verhunzen von »Smells like Teen Spirit« lau-schen müssen.

Wendehals: In jungen Jahren Wasser predigen und in älteren Jahren Wein trinken.

Kleinanzeigen

Suche dringend 911er Porsche Cabrio in Rot. Chiffre 123123

Suche Folge 345 von »Petrocelli« und die gesamte (gerne auch vom Bildschirm abgefilmte) »Alf«-Serie. Chiffre 19801981

Verkaufe antike Bücher, LPs und VHS-Kassetten aus den Achtzigern. Chiffre 737383929

Verkaufe: elektrischen Entsafter, Kaffeeautomat, Brotbackautomat, Tischstaubsauger, elektrischen Besen, Eierkocher, Brotschneidemaschine, Eismaschine, Pfannkuchenmacher, Reiskocher, Hotdogmaker, Fritteuse, Donutmaker, Smoothie-Maker, elektronische Zitronenpresse, Plattengriller, elektrischen Wok, Pralinenherstellset, Zuckerwattemaschine, Eiswürfelmaschine, Schokoladenbrunnen, Sandwichtoaster, Teigrührmaschine, Waffeleisen, elektrisches Messer, Minibackrohr, Raclettegarnitur, Fondueset, Popcornröster, Bügelpresse, elektrischen Dosenöffner, Folienschweißgerät, Getreidemühle, Schuhputzmaschine, elektrische Schälmaschine, Sprudelmaschine. Nur einmal benutzt und ungespült, daher günstig! Chiffre 7636338

Verkaufe It-Bag mit Applikationen, Bändern, Kordeln, Riemen, Nieten, Perlen, Schnallen, Innenfächern, Außenfächern, Fransen und Verschlüssen, 50 x 70 cm, 200,- Euro. Neupreis: 1000,- Euro. Nur an Selbstabholer (mit großem Fahrzeug) Chiffre 7686787

Navi, leicht demoliert (Axthieb), zu verkaufen. Preis VB. Chiffre 2332532

Personenwaage, weiß, Tanita HA 623, prima Zustand, nur defekte Anzeige (zeigt 5 kg zu viel an) an Selbstabholer. Chiffre 363676887

Lupenspiegel abzugeben. Je eher, desto besser. Chiffre: 3536713

T-Shirt mit Aufschrift »Ich bin alt. Bitte helfen Sie mir über die Straße!«, originalverpackt (inkl. Geschenkpapier und Schleife) und kostenlos abzugeben. Chiffre 30303030

Suche einen Teenager, der mir Skype installiert. Chiffre 3636327

Suche einen Verleger für meinen Erstlingsroman *Liebe in den Zeiten der Achtziger*. Mehr unter www.muttisschreibwerkstatt.de

Burn-out? Bore-out? PhysiotherapeutIn Aschakara Schmidt-Wöhrl-Ashoka-Grünstedt hilft. Ich habe außerdem Erfahrung mit Yoga, Akupunktur, Pflanzen und Haartönungen. Chiffre 567859565

Wir tönen Ihre grauen Haare, glätten Ihre Krähenfüße, lasern Ihre Altersflecken, peelen Ihre Haut, straffen Ihre Wangen, verspachteln Ihre Halsfalten und führen auf Wunsch auch Enthauptungen durch. Terminvereinbarungen und weitere Info: www.eternal-beauty.pl

Suche Sponsoren für eine geniale Geschäftsidee. (Ich sage nur: Google! You-Tube!) Info: www.creatiefpool.de

Veranstaltungen

Complify your life. Wie man noch mehr Dinge in noch kürzerer Zeit erledigen kann. Vortrag in der Tausendsassa-Halle, 03.06., 18.00 Uhr

Endlich Missionar! Ü-30-Ex-Raucher zeigt 100 Wege zur Raucherentwöhnung. Am 27.08., 20.30 Uhr, Großer Doziersaal

Kontakt

Frisch getrennter 45-jähriger Abteilungsmanager mit Glatze und Bauchansatz sucht 20-Jährige für gemeinsame Interessen. Bewerbungen unter Chiffre 666666

Hast du Lust, mit netten Ü-30ern zu joggen, cyceln, snowboarden, freeclimben, riverraften, powergliden, bungeespringen, splashtauchen, einhandzusegeln, eiszuschwimmen und skyzusurfen? Dann melde dich bei uns! Chiffre 53273889

Ich bin's, der Blacky! Suche meine alten Kumpels Atze, Vinni und Schweini aus der 12 b, Einsteingymmi, Maichingen, zum Wiedermal-einen-Draufmachen und Ablachen über die guten alten Zeiten. Jo, Checker! Chiffre 3536378

Immobilien

Biete 3-Zi.-Endreihenhauswohnung ohne Balkon in Hamburg-Wandsbek, Opel Manta, Frau und pubertierende Kinder. Suche großzügige Mallorca-Finca mit Pool und blutjungen Bikinischönheiten. Chiffre 4235647

Verloren

Wer hat mein Abercrombie-&-Fitch-Baseball-Cap gefunden? Chiffre 1238765

Habe meinen Rollkoffer verloren! Inhalt: Chucks, Streetwear-Baggy-Jeans, Hoodies, Converse Chucks, Adidas-Samba-Sneakers, Retro-Trainingsjacke, Nicki-Kapuzenpulli, Freitag-Tasche, Pretorn Jeans, Riesensonnenbrille, Vintage-Lederjacke, besiebdruckte Abercrombie-&-Fitch-T-Shirts, American Apparel-Schal, Cargohosen, Maegde-&-Knechte-T-Shirt, Palästinensertuch, weißer MacBook. Bitte melden unter Chiffre 353289.

Lebenshilfe

Wer kennt die angesagten Discos oder Feten, in denen noch geile Musik gespielt wird? Freuen uns über Info: meier@oldiestammtisch.de

Weiterführende Literatur

Man ist so alt, wie man sich fühlt!
Theoretisches Werk von Dr. Bo Tox. Falten-Verlag, 1000 Seiten, eine Region € 49,90, zwei Regionen € 89,90

Ananas & Minzzucker vs. gefülltes Fladenbrot
Kochduelle zwischen befreundeten Ü-30-Paaren. Nach Rezepten von Jamie Oliver. 1000 Seiten, € 1 Appel und 'n Ei

Süßer Vogel Jugend
Gesammelte Beobachtungen von männlichen Freibadbesuchern über 30. Edition Bagger, € 6,66

Trockengebiete
Roman. Herbst-Verlag, 25 Seiten, € 3,95

1000 Places to ruin before you die
Von Ü-30ern und Easy Jet zusammengestellte Fernreisen. Crowded Planet Verlag, € 47,99 (2 Rupees)

Begonienpracht auf dem Balkon
Öde Geschichten über Topfpflanzen, gesammelt von Frauen mit rötlich getönten Haaren. 655 Seiten mit Aquarellzeichnungen, Preis: Du, einfach so viel, wie für dich okay ist.

Die 100 schönsten Ruhestätten Europas
Mit Reservierungstipps. Letzte Ausgabe. Memento-Verlag. € 999,-

Ich danke:

Alexander Steudel, Inge Puri, Ilka Heinemann, Michaela Röll, Niko Ronacher, Susan Imgrund, Bettina Olf, Susanne Kaloff, Carsten Buck, Kerstin Mende, Tobias Stutznäcker und dem Illustrator Dominik Monheim, der zudem ein spitzenmäßiger Art Director ist. Und meinem gesamten Freundes- und Bekanntenkreis für all die aufschlussreichen und festhaltenswerten Augenblicke.

Bildnachweis

Register

Nina Puri, Susanne Kaloff

Elternkrankheiten

Der große Ratgeber

Eltern von heute: Jeder kennt sie. Aber keiner weiß, warum diese tragikomische Spezies so ist, wie sie ist. Dieser Ratgeber nimmt sie endlich mal unter die Lupe, von A bis Z und mit all ihren typisch elterlichen, komischen Verhaltensweisen:

- das überperfekte Elternteil, das vor der Inbetriebnahme seines Kindes alle auf dem Markt erhältlichen Ratgeber vorwärts und rückwärts gelesen hat
- das hippe Elternteil, das beweisen will, dass es mit Kind genauso locker ist wie früher, und gnadenlos uncool daran scheitert
- das konsequente Elternteil, das 67-mal laut »Stella, leg bitte den Lolly ins Regal zurück« sagt und den Lolly schließlich kleinlaut kauft

Ein satirischer Ratgeber für alle, die sich zwischen den erhobenen Zeigefingern, der ermüdenden Kinderdebatte, verstaubten Mutterverdienstkreuz-Ideologien und Doppelbelastungsgejammer einfach mal schlapp lachen möchten. Über sich selbst, über andere Eltern und über das seltsame Thema Elternschaft im Allgemeinen.

»Extrem lustig.«
FÜR SIE

KNAUR TASCHENBUCH VERLAG